·中医非物质文化遗产临床经典读本

伤寒贯珠集

清·尤在泾 编注
李玉清 孔长征 点校

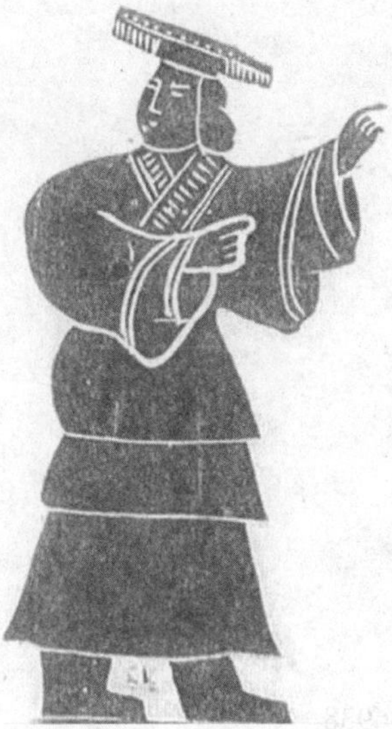

中国医药科技出版社

图书在版编目（CIP）数据

伤寒贯珠集／（清）尤在泾编注；李玉清等校注．—北京：中国医药科技出版社，2011.1

（中医非物质文化遗产临床经典读本）

ISBN 978－7－5067－4859－9

Ⅰ.①伤…　Ⅱ.①尤…　②李…　Ⅲ.①伤寒论－注释　Ⅳ.①R222.22

中国版本图书馆 CIP 数据核字（2010）第 234210 号

版式设计　郭小平

出版　中国医药科技出版社
地址　北京市海淀区文慧园北路甲 22 号
邮编　100082
电话　发行：010－62227427　邮购：010－62236938
网址　www.cmstp.com
规格　710×1020mm 1/16
印张　10 1/4
字数　115 千字
版次　2011 年 1 月第 1 版
印次　2024 年 2 月第 4 次印刷
印刷　北京印刷集团有限责任公司
经销　全国各地新华书店
书号　ISBN 978－7－5067－4859－9
定价　19.00 元

内容提要

《伤寒贯珠集》作者清·尤怡。本书共分8卷，卷一、卷二为太阳篇，卷三和卷四为阳明篇，卷五为少阳篇，卷六为太阴篇，卷七为少阴篇，卷八为厥阴篇。卷一载太阳正治法（三十三条）、太阳权变法（二十三条）、太阳斡旋法（三十一条）；卷二载太阳救逆法（六十三条）、太阳类病法（三十三条）；卷三载辨列阳明条例大意、阳明正治法（四十九条）；卷四载阳明明辨法（二十四条）、阳明杂治法（九条）；卷五载辨列少阳条例大意、少阳正治法（十六条）、少阳刺法（四条）；卷五载辨列太阴条例大意、太阴诸法（十条）；卷六载论列少阴条例大意，少阴诸法（四十五条）；卷七载辨列厥阴条例大意、厥阴诸法（六十二条）。本书的特点是以法类证重新编次《伤寒论》，并加以注释。本书注释明白晓畅，易学易懂，是临床大夫、中医院校师生学习《伤寒论》必备的参考书。

《中医非物质文化遗产临床经典读本》

编 委 会

出版者的话

中华医学源远流长，博大精深。早在两汉时期，中医就具备了系统的理论与实践，这种系统性主要体现在中医学自身的完整性及其赖以存续环境的不可分割性。在《史记·扁鹊仓公列传》中就明确记载了理论指导实践的重要作用。在中医学的发展过程中，累积起来的每一类知识如医经、方剂、本草、针灸、养生等都是自成系统的。其延续与发展也必须依赖特定的社会人文、生态环境等，特殊的人文文化与生态环境正是构成中医学地域性特征的内在因素，这点突出体现在运用“天人合一”、“阴阳五行”解释生命与疾病现象。

但是，随着经济全球化趋势的加强和现代化进程的加快，我国的文化生态发生了巨大变化，中国的传统医学同许多传统文化一样，受到了严重冲击。许多传统疗法濒临消亡，大量有历史、文化价值的珍贵医药文物与文献资料由于维护、保管不善，遭到损毁或流失。同时，对传统医药知识随意滥用、过度开发、不当占有的现象时有发生，形势日益严峻。我国政府充分意识到了这种全球化对本民族文化造成的冲击，积极推动非物质文化遗产保护。2005 年《国务院办公厅关于加强我国非物质文化遗产保护工作的意见》指出：“我国非物质文化遗产所蕴含的中华民族特有的精神价值、思维方式、想象力和文化意识，是维护我国文化身份和文化主权的基本依据。”

中医药是中华民族优秀传统文化的代表，是国家非物质文化遗产保护的重要内容。中医古籍是中医非物质文化遗产最主要的载体。杨牧之先生在《新中国古籍整理出版工作的回顾与展望》一文中说：“古代典籍是一个民族历史文化的重要载体，传世古籍历经劫难而卓然不灭，必定是文献典籍所蕴含精神足以自传。……我们不能将古籍整理出版事业仅仅局限于一个文化产业的位置，要将它放到继承祖国优秀文化传统、弘扬中华民族精神、建设有中国特色的社会主义的高度来认识，从中华民族的文化传统和社会主义精神文明建设的矛盾统一关系中去理解。”《保护非物质文化遗产公约》指出要“采取措施，确保非物质文化遗产的生命力，包括这种遗产各个方面的确认、立档、研究、保存、保护、宣传、承传和振兴”。因此，立足于非物质文化遗产的保护，确立和展示中医非物质文化遗产博大精深的内容，使之得到更好的保护、传承和利用，对中医古籍进行整理出版是十分必要的。

而且，中医要发展创新，增强其生命力，提高临床疗效是关键。而提高临床疗效的捷径，就是继承前人宝贵的医学理论和丰富的临床经验。在中医学中，经典之所以不朽是因其经过了千百年临床实践的证明。经典所阐述的医学原理和诊疗原则，已成为后世医学的常规和典范，也是学习和研究医学的必由门径，通过熟读经典可以启迪和拓宽治疗疾病的思路，提高临床治疗的效果。纵观古今，大凡著名的临床家，无不是在熟读古籍，继承前人理论和经验的基础上成为一代宗师的。因此，“读经典做临床”具有重要的现实意义。

意识到此种危机与责任，我社于2008年始，组织全国中医权威专家与中医文献研究的权威机构推荐论证，按照“中医非物质文化遗产”分类原则组织整理了本套丛书。本套丛书包括《中医非物质文化遗产临床经典读本》（第一批70种，第二批30种）与《中医非物质文化遗产临床经典名著》（第一批30种，第二批20种）两个系列，共150个品种。其所选书目精当，涵盖了大量为历代医家推崇、尊为必读的经典著作，也包括近年来越来越受关注的，对临床具有很好指导价值的近代经典作品。

本次整理突出了以下特点：①力求准确：每种医籍均由专家遴选精善底本，加以严谨校勘，为读者提供准确的原文。②服务于临床：在书目选择上重点选取了历代对临床具有重要指导价值的作品。③紧密围绕中医非物质文化遗产这一主题，选取和挖掘了很多记载中医独特疗法的作品，尽量保持原文风貌，使读者能够读到原汁原味的中医经典医籍。

期望本套丛书的出版，能够真正起到构筑基础、指导临床的作用，并为中国乃至世界，留下广泛认同，可供交流，便于查阅利用的中医经典文化。

本套丛书在整理过程中，得到了作为本书学术顾问的各位专家学者的指导和帮助，在此表示衷心的感谢。本次整理历经数年，几经修改，然疏漏之处在所难免，敬请指正。

中国医药科技出版社

2011年12月

校注说明

《伤寒贯珠集》作者清·尤怡。尤怡，字在泾，号拙吾，晚号饲鹤山人，江苏吴县人。生年不详，卒于乾隆十三年（1749年），享年约70岁。尤氏著述等身，除《伤寒贯珠集》外，还著有《金匮要略心典》、《金匮翼》、《医学读书记》、《静香楼医案》等著作。

据尤在泾孙尤世楠《大父拙吾府君家传》可知其生平简况：尤在泾，家中第三子。生于素封之家，家中有良田千亩，因而曾有生活富裕的一段少儿时光。后因尤在泾的哥哥尤鼎黄非辜被累，其父将家中良田售卖几尽。兄弟们分家之时，尤在泾仅分得田三十亩，后又因事而将仅有的三十亩田卖光，彻底沦于赤贫，家中生活十分困难。某年除夕之夜，尤氏家中粒米皆无，其妻于半灭的灯光下携儿枯坐一室。无可奈何之下，尤在泾卖字于佛寺，于晨光将透时方携数十钱易米负薪而归。尤在泾初业医时，声名不著，诊务较少，收入不多，其妻不得不以针指佐食，严寒鸡数鸣，刀尺犹未离手，最终积劳成疾而病逝。尤在泾感妻子之德，从此再未婚娶。

尤在泾学医于马元仪。马氏为李中梓的再传弟子。李氏之学，一传为沈朗仲，再传马元仪，再传尤在泾。时马元仪颇负盛名，从学者甚众，晚年得尤在泾为徒，心中十分高兴，谓其妻曰："吾今日得一人，胜得千万人矣。"由此可见马元仪对尤在泾的器重。至晚年，尤氏医名始著，为人治病多奇中。繁忙诊务之余，尤氏观鱼养鹤，因自号曰饲鹤山人。尤氏于许多名医亦多有交往，其中徐大椿还曾为其《金匮要略心典》写序。

尤氏为博雅之士，虽家中贫困，但来往者皆当时名流，与名士方东华、沈德曾、顾秀野、陈树滋、徐龙友、李客山等结为城南之社，写诗作文，互相唱和。沈德曾为尤氏作诗曰："散人逃名入岩谷，散人采药寻杞菊。三旬九食不关心，饲鹤唯谋鹤量足。松门深处云冥冥，起卧手把浮丘经。放鹤招鹤还跨鹤，天风送汝游玉京，超遥笑指琼田青。"（《归愚诗钞》卷九《饲鹤散人歌·为尤在京赋》）尤氏极有文采，其诗被采入《国朝诗别裁集》，著有

《北田吟稿》二卷；作时文、古文，人赞文风极类王安石。尤氏于生死极为洒脱，乾隆十四年己巳（1749 年）得疾，不服药，绝粒待尽。临终前一日还索笔留诗给同社诸友，字画苍劲，不异平时，其诗曰：“椰飘松尘有前缘，交好于今三十年。曲水传觞宜有后，旗亭书壁猥居前。病来希逸春无分，老至渊明酒已捐。此后音尘都隔断，新诗那得到重泉。”

本书共分 8 卷，卷一、卷二为太阳篇，卷三和卷四为阳明篇，卷五为少阳篇，卷六为太阴篇，卷七为少阴篇，卷八为厥阴篇。尤氏对《伤寒论》原文重新进行编次并加以注释而成。

本书的学术特点是对《伤寒论》原文重新编次，在注释的过程中阐明自己的观点。现简述如下。

第一、以法类编《伤寒论》

自方有执提出“错简重订说”之后，宗其学说者代不乏人。尤氏亦认为《伤寒杂病论》散亡之后，王叔和重新整理时错乱了编次，故而亦对原文重新进行了编次。其特点是以法类证，以证论治，将有关的条文汇列于大法之下。如太阳证治法分正治、权变、斡旋、救逆、类病法；阳明证分正治法、明辨法、杂治法；少阳证分正治法、权变法、刺法；太阴诸法包括脏病、经病、经脏俱病；少阴诸法包括清、下、温法等；厥阴诸法包括清、温诸法及病禁、简误、瘥后等。将条文以法为纲进行归类，如太阳权变法，尤氏谓：“顾人气体有虚实之殊，脏腑有阴阳之异，或素有痰饮痞气，以及咽燥淋疮汗衄之疾，或适当房室金刃产后亡血之余，是虽同为伤寒之候，不得竟从麻桂之法矣。于是乎有小建中、炙甘草、大小青龙及桂枝二、麻黄一等汤也，是为权变之法。”又如救逆法，其谓：“或当汗而反下，或既下而复汗，以及温针、艾灼、水潠种种混施，以致结胸痞满，挟热下利，或烦燥不得眠，或内烦饥不欲食，或惊狂不安，或肉上粟起，于是乎有大小陷胸、诸泻心汤、文蛤散等方也，此为救逆之法。”尤氏以法归类确实起到了提纲挈领的作用，利于读者学习掌握。正如尤氏所云：“兹略引大端于前，分列纲目于后，而仲景之方与法，罔不备举，然后太阳一经，千头万绪，统归一贯，比于百八轮珠，个个在手矣。”

第二、发挥己意注释《伤寒论》

尤氏发挥己意注释《伤寒论》，提出了较独特的观点。如方有执、喻嘉言提出“风伤卫，寒伤营，风寒两中伤营卫”之说后，盛行一时，但尤氏却提出质疑，明确提出中营之说不妥，宜以虚实分表证。其谓：“伤寒分立三纲，桂枝主风伤卫，麻黄主寒伤营，大青龙主风寒两伤营卫，其说始于成氏、许氏，而成于方氏、喻氏。以愚观之，桂枝主风伤卫则是，麻黄主寒伤营则非。盖有卫病而营不病者矣，未有营病而卫不病者也。至于大青龙证，其辨不在营卫两病，而在烦躁一证，其立方之旨，亦不在并用麻、桂，而在独加石膏，王文禄谓风寒并重，闭热于经，故加石膏于发散药中是也。若不过风寒并发，则麻黄、桂枝已足胜其任矣，何必更须石膏哉！”又谓：“学者但当分病证之有汗无汗，以严麻黄桂枝之辨，不必执营卫之孰虚孰实，以证伤寒中风之殊。且无汗为表实，何云卫虚，麻黄之去实，宁独遗卫！能不胶于俗说者，斯为豪杰之士。”尤氏之说甚是。

本书首刊本是清嘉庆十五年庚午朱陶性活字本。本书成书后不久即流入日本，日本文政九年丙戌由小川氏校刻后出版。因本书注释明白晓畅，易学易懂，故多次被翻刻，流传甚广。主要的版本有清嘉庆十八年癸酉苏州会文堂刻本、清光绪二年丙子刻本、清光绪四年戊寅苏州会文堂刻本、清苏州绿润堂刻本、清苏州来青阁刻本、清苏州绿荫堂刻本、清广州慧济仓刻本、上海千顷堂石印本等。本次校对以清苏州绿荫堂刻本为底本，以清苏州来青阁刻本、上海千顷堂石印本为校本，以人卫影印明赵开美刻《注解伤寒论》本为参校本校勘而成。本次整理研究所采用的处理方法如下：

1. 校注采用简体横排形式，并加新式标点，对原文重新加以句读。

2. 凡底本中繁体字、俗字、书刊匠字、通假字、异体字，对于常见者，予以径改，不出注。如“支”改为“肢”；“藏”改为“脏”；府改为“腑”。对于不常见者，予以出注说明。

3. 凡底本中有明显误字者，于正文中迳改。

4. 凡底本中能确认的文字脱误衍倒而有校本可据者，据校本改，并出具校注。

5. 凡底本与校本文字有异，义皆可通者，原文不改，出注说明。校本明显有误者，不出校注。

6. 将原文中表示上下的“左”、“右”改为“下”、“上”。

因校注者水平所限，疏漏之处在所难免，祈望同道不吝赐教。

校注者

2010. 6

序

尝读仲景先师《伤寒论》序曰：夫天布五行，以运万类。人秉五常，以有五脏。经络腑俞，阴阳会通，元冥幽微，变化难极。自非才高识妙，安能探其理致哉。医学之难，有自来矣。其曰：勤求古训，博采众方，撰用《素问》、《九卷》、《八十一难》、《阴阳大论》、《胎胪药录》，并《平脉》、《辨证》，为《伤寒杂病论》一十六卷。虽未能尽愈诸疾，庶可以见病知原，若能寻余所集，思过半矣。观此则知其探索钩提，实究天人合一之理，是以立法制方，神妙不测，持脉辨证，不可思议。故后世尊之为医圣。自晋王叔和分为二书，割裂颠倒，冠以序例，后贤有窥其谬妄者，削例辨驳，率意改编，各成一家言。虽亦有裨后学，要不能无买椟还珠之弊。况乎立言愈多，其理愈晦，致学者益增歧路之悲，遂不免追憾于叔和矣。饲鹤山人尤在泾先生，所注《伤寒贯珠集》八卷，汇诸家之学，悟仲景之意，遂能提其纲，挈其领，不愧轮珠在手，惜乎其书尚未镂板，世之传写者，不无亥豕之误。兹细加校核，用活字版印成，以公同好云。

嘉庆庚午畅月[1]二然朱陶性识

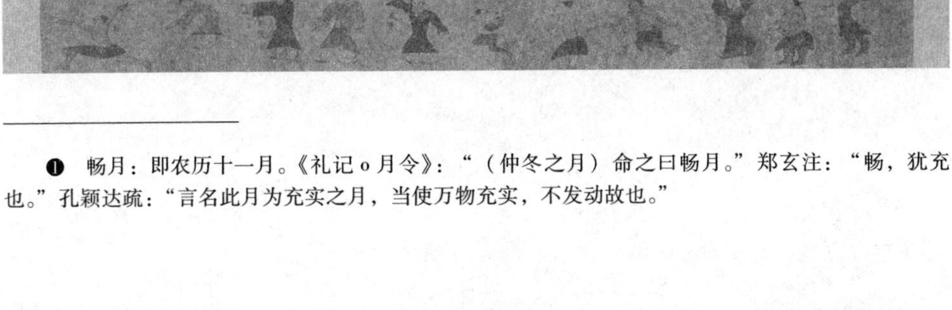

[1] 畅月：即农历十一月。《礼记 o 月令》：“（仲冬之月）命之曰畅月。”郑玄注：“畅，犹充也。”孔颖达疏：“言名此月为充实之月，当使万物充实，不发动故也。”

目录

卷一　太阳篇上 …… 1
辨列太阳条例大意 …… 1
太阳正治法第一计三十三条 …… 2
太阳病脉证三条 …… 2
桂枝汤脉证七条 …… 3
桂枝汤禁三条 …… 6
麻黄汤脉证七条 …… 7
合病证治六条 …… 9
辨伤寒受病阴阳不同一条 …… 11
太阳病愈时日及欲解之候与传经之证六条 …… 11
太阳权变法第二计二十三条 …… 13
不可发汗例十条 …… 13
桂枝二越婢一汤脉证一条 …… 15
桂枝麻黄各半汤脉证一条 …… 16
大青龙汤脉证二条 …… 17
小青龙汤脉证二条 …… 18
十枣汤证治一条 …… 20
五苓散证治一条 …… 21
表实里虚四逆汤先救里一条 …… 21
阳微先汗阴微先下随脉施治一条 …… 22
伤寒里虚法先补里二条 …… 22

结阴代阴脉法一条 …… 23
太阳斡旋法第三计三十一条 …… 24
服桂枝汤后证治六条 …… 24
发汗后脉证治法十五条 …… 27
发汗吐下解后病脉证治三条 …… 32
太阳传本证治七条 …… 33
卷二 太阳篇下 …… 37
太阳救逆法第四计六十四条 …… 37
论胸结脏结之异三条 …… 37
论结胸及痞之源一条 …… 38
论结胸证治十条 …… 38
痞证七条 …… 43
懊侬烦满证治六条 …… 46
下利脉证五条 …… 48
下后诸变证治八条 …… 51
误汗下及吐后诸变脉证十三条 …… 54
火逆十条 …… 58
太阳类病法第五计三十三条 …… 61
温病一条 …… 61
风温一条 …… 61
痉病七条 …… 63
湿病五条 …… 64
风湿四条 …… 66
暍病三条 …… 67
霍乱十一条 …… 68
饮证一条 …… 72

卷三　阳明篇上 …… 73
辨列阳明条例大意 …… 73
阳明正治法第一 …… 73
阳明腑病证十二条 …… 73
调胃承气汤证四条 …… 76
小承气汤证二条 …… 77
大承气汤证九条 …… 78
白虎加人参汤证三条 …… 81
阳明经病脉因证治十一条 …… 82
阳明病风寒不同证治八条 …… 84

卷四　阳明篇下 …… 88
阳明明辨法第二 …… 88
表里虚实生死之辨九条 …… 88
阳明可下不可下之辨十五条 …… 90
阳明杂治法第三计九条 …… 96
发黄证治七条 …… 96
蓄血证治二条 …… 98

卷五　少阳篇 …… 99
辨列少阳条例大意 …… 99
少阳正治法第一计十六条 …… 99
少阳证一条 …… 99
小柴胡汤证九条 …… 100
少阳汗吐下之禁二条 …… 103
辨少阳邪气进退之机四条 …… 104

少阳权变法第二计四条 …… 105
柴胡桂枝汤证一条 …… 105
柴胡桂枝干姜汤证一条 …… 105
柴胡加芒硝汤证一条 …… 106
大柴胡汤证一条 …… 106
少阳刺法第三 …… 107
刺法四条 …… 107

卷六 太阴篇 …… 109
辨列太阴条例大意 …… 109
太阴诸法 …… 109
太阴脏病脉证治六条 …… 109
太阴经病证治二条 …… 111
太阴经脏俱病一条 …… 112
太阴病愈期一条 …… 112

卷七 少阴篇 …… 113
论列少阴条例大意 …… 113
少阴诸法 …… 113
少阴脉证四条 …… 113
少阴清法七条 …… 114
少阴下法三条 …… 118
少阴温法十五条 …… 119
少阴生死法十二条 …… 124
少阴病禁四条 …… 126

卷八　厥阴篇 ………………………………………………… 128
辨列厥阴条例大意 ………………………………………… 128
厥阴诸法 …………………………………………………… 128
厥阴病脉证五条 ………………………………………… 128
厥阴进退之机九条 ……………………………………… 130
厥阴生死微甚之辨十五条 ……………………………… 133
厥阴清法五条 …………………………………………… 135
厥阴温法十条 …………………………………………… 137
厥阴病禁二条 …………………………………………… 140
简误九条 ………………………………………………… 141
差后诸病七条 …………………………………………… 143

卷一　太阳篇上

辨列太阳条例大意

伤寒一证，古称大病，而太阳一经，其头绪之繁多，方法之庞杂，又甚于他经，是以辨之非易。然非不可辨也，盖太阳之经，其原出之病，与正治之法，不过二十余条而已，其他则皆权变法、斡旋法、救逆法、类病法也。假使治伤寒者，审其脉之或缓或急，辨其证之有汗无汗，而从而汗之解之，如桂枝、麻黄等法，则邪却而病解矣。其或合阳明，或合少阳，或兼三阳者，则从而解之清之，如葛根、黄芩、白虎等法，亦邪分而病解矣，此为正治之法。顾人气体有虚实之殊，脏腑有阴阳之异，或素有痰饮痞气，以及咽燥淋疮汗衄之疾，或适当房室、金刃、产后亡血之余，是虽同为伤寒之候，不得竟从麻桂之法矣。于是乎有小建中、炙甘草、大小青龙及桂枝二、麻黄一等汤也，是为权变之法。而用桂枝、麻黄等法，又不能必其无过与不及之弊，或汗出不彻，而邪不外散，则有传变他经及发黄蓄血之病，或汗出过多，而并伤阳气，则有振振擗地、肉瞤筋惕等证，于是乎有可更发汗更药发汗、及真武四逆等法也，是为斡旋之法。且也医学久芜，方法罕熟，或当汗而反下，或既下而复汗，以及温针、艾灼、水氵巽种种混施，以致结胸痞满，挟热下利，或烦燥不得眠，或内烦饥不欲食，或惊狂不安，或肉上粟起，于是乎有大小陷胸、诸泻心汤、文蛤散等方也，此为救逆之法。至于天之邪气，共有六淫，太阳受邪，亦非一种，是以伤寒之外，又有风温、温病、风湿、中湿、湿温、中暍、霍乱等证，其形与伤寒相似，其治与伤寒不同，于是乎有桂附、术附、麻黄、白术、瓜蒂、人参、白虎等方，此为伤寒类病法也。夫振裘者，必挈其领，整网者，必提其纲。不知出此而徒事区别，纵极清楚，亦何适于用哉。兹略引大端于前，分列纲目于后，而仲景之方与法，罔不备举，然后太阳一经，千头万绪，统归一贯，比于百八轮珠，个个在手矣。六经仿此，详见各篇。

太阳正治法第一计三十三条

太阳病脉证三条

太阳之为病，脉浮，头项强痛而恶寒。

人身十二经络，本相联贯，而各有畔界，是以邪气之中，必各有所见之证与可据之脉。仲景首定太阳脉证，曰：脉浮，头项强痛恶寒。盖太阳居三阳之表，而其脉上额交巅，入络脑，还出别下项，故其初病，无论中风伤寒，其脉证皆如是也。后“阳明篇”云：阳明之为病，胃家实也。“少阳篇”云：少阳之为病，口苦，咽干，目眩也。三阴篇云：太阴之为病，腹满而吐，食下不，自利益甚，时腹自痛。少阴之为病，脉微细，但欲寐、厥阴之为病，消渴，气上冲心，心中疼热，饥而不欲食，食即吐蛔。暨本文共六条，递举六经受病之脉证，故柯氏目为六经之纲领，而此则为太阳之纲领也。然阳明条下无口干恶热之文，少阳证中无往来寒热之目，少阴欲寐，仅举一端，太阴厥阴，多言脏病，学者当参合他条，毋徒执一可也。

太阳病，发热，汗出。恶风，脉缓者，名为中风。

此太阳中风之的脉的证也。“太阳篇”中，原有伤寒、中风、风温、温病、中湿、风湿、湿温、痓暍等证，仲景盖以诸病，皆有发热，皆能传变，与伤寒同，其实所受之邪则不同，故特列而辨之，所以清伤寒之源也。王叔和氏分出痉、湿、暍三种，以为与伤寒相似，宜应别论。其中风、风温等病，仍汇“太阳篇”中。要之中风、风温、温病，虽并得称伤寒，而其病发之状，与治之之法，实与伤寒不同。叔和汇列于此者，又以正中风、风温、温病之始也。然详仲景篇中，每多风寒互举之处，似有不容分别而出之者，岂非以风寒之气恒相兼，与阴阳之致可互参耶！余故以中风伤寒并列于此，而风温、温病，则隶于类病法下，遵先圣之旨也。至于汗出脉缓之理，成氏暨诸贤所谓风性解缓，而卫不外固者，韪矣。兹不复赘。

太阳病，或已发热，或未发热，必恶寒，体痛，呕逆，脉阴阳俱紧者，名曰伤寒。

此太阳伤寒之的脉的证也，与前中风条参之自别。盖风为阳邪，寒为阴邪，阳气疾，阴气徐，故中风身热，而伤寒不即热也。风性解缓，寒性劲切，故中风汗出脉缓，而伤寒无汗脉紧也。恶寒者，伤于寒则恶寒，犹伤于风则恶风，伤于食则恶食也。体痛呕逆者，寒伤于形则痛，胃气得寒则逆也。然窃尝考诸条，中湿、风湿，并兼体痛，中风、中暍，俱有恶寒，风邪上壅，多作干呕，湿家下早，亦成哕逆，故论太阳伤寒者，当以脉紧无汗，身不即热为主，犹中风以脉缓多汗身热为主也。其恶寒、体痛、呕逆，则以之合证焉可耳，不言无汗者，以脉紧该[1]之也。此二条乃太阳病之条目也。

桂枝汤脉证七条

太阳中风，阳浮而阴弱，阳浮者，热自发，阴弱者，汗自出，啬啬恶寒，淅淅恶风，翕翕发热，鼻鸣干呕者，桂枝汤主之。

太阳中风者，阳受风气而未及乎阴也，故其脉阳浮而阴弱。

---

[1] 该：通“赅”。《金史·梁襄传》：“襄长于《春秋左氏传》，至于地理、氏族，无不该贯。”

阳浮者，不待闭郁而热自发；阴弱者，不必攻发而汗自出。所以然者，风为阳邪而上行，卫为阳气而主外，以阳从阳，其气必浮，故热自发，阳得风而自强，阴无邪而反弱，以弱从强，其气必馁，故汗自出。啬啬恶寒，淅淅恶风者，肌腠疏缓，卫气不谐，虽无寒而若不能御，虽无风而常觉洒淅也。翕，越也，动也，盛也，言其热时动而盛，不似伤寒之一热至极也。鼻鸣干呕，不特风气上壅，亦邪气暴加，里气上争之象。是宜桂枝汤助正以逐邪，抑攘外以安内也。

桂枝汤方

桂枝三两，去皮　甘草二两，炙　芍药三两　生姜三两，切　大枣十二枚，擘

上五味，㕮咀，以水七升，微火煮取三升，去滓，适寒温，服一升。服已须臾，啜热稀粥一升余，以助药力，温覆令一时许，遍身漐漐微似有汗者益佳，不可令如水流漓，病必不除。若一服汗出病差，停后服，不必尽剂。若不汗，重服，依前法，又不汗，后服小促，半日许，令三服尽。若病重者，一日一夜服，周时观之。服一剂尽，病证犹在者，更作服。若汗不出者，乃服至二三剂。禁生冷、粘滑、肉面、五辛、酒酪、臭恶等物。

按：风之为气，能动阳气而泄津液，所以发热，汗自出，与伤寒之发热无汗不同。此方用桂枝发散邪气，即以芍药摄养津气，炙甘草合桂枝之辛，足以攘外，合芍药之酸，足以安内，生姜、大枣，甘辛相合，补益营卫，亦助正气，去邪气之用也。盖以其汗出而邪不出，故不用麻黄之发表，而以桂枝助阳以为表，以其表病而里无热，故不用石膏之清里，而用芍药敛阴以为里，此桂枝汤之所以异于麻黄、大青龙也。服已须臾，啜稀粥一升余，所以助胃气，即所以助药力，盖药力必藉胃气以行也。温覆令微汗，不使流漓如水者，所谓汗出少者为自和，汗出多者为太过也。一服汗出病差，停后服者，中病即止，不使过之以伤其正也。若不汗，后服小促，及服至二三剂者，期在必克，以汗出为

和而止也。仲景示人以法中之法如此。

太阳病，头痛，发热，汗出，恶风者，桂枝汤主之。

太阳受邪，无论中风伤寒，俱有头痛，俱有发热。但伤于寒，则表实无汗，伤于风，则表疏自汗，是头痛发热者，伤寒所同，而汗出恶风者，中风所独也。中风必以风剂治之，云桂枝汤主之者，见非他药所得而更者耳。

太阳病，外证未解，脉浮弱者，当以汗解，宜桂枝汤。

太阳外证，即头痛、发热、恶风寒之属，外证未解，宜从汗解。然必审其脉之强弱而施治。若脉浮弱，则是中风阳浮阴弱之候，治宜桂枝汤，助正以逐邪。

太阳病，外证未解者，不可下也，下之为逆。欲解外者，宜桂枝汤主之。

伤寒在表者宜汗，在里者宜下，此大法也。是以外证未解者不可下，下之是病在表而攻其里也，故曰逆。本论云，本发汗而复下之，此为逆也，若先发汗，治不为逆，此之谓也。而欲解外，则桂枝成法，不可易矣。仲景于当汗之证，随示不可下之戒如此。

病常自汗出者，此为营气和，营气和者，外不谐，以卫气不共营气和谐故耳。以营行脉中，卫行脉外，复发其汗，营卫和则愈，宜桂枝汤。

此即前条阴弱者，汗自出之意而发明之。谓营未病而和，则汗液自通，卫中风而不谐，则阴气失护，宜其汗常自出也。夫营与卫，常相和谐者也，营行脉中，为卫之守，卫行脉外，为营之护，何有发热恶寒之证哉！惟卫得风而自强，营无邪而反弱，邪正不同，强弱异等，虽欲和谐，不可得矣，故曰营气和者外不谐，不谐则岂特卫病而已哉！故欲营之安，必和其卫，欲卫之和，必逐其风，是宜桂枝汤助阳取汗，汗出则邪去而卫和，卫和则营不受扰而愈。

病人脏无他病，时发热，自汗出，而不愈者，此卫气不和

也。先其时发汗则愈，宜桂枝汤主之。

人之一身，经络纲维于外，脏腑传化于中，而其为病，从外之内者有之，从内之外者有之，脏无他病，里无病也。时发热自汗，则有时不发热无汗可知。而不愈者，是其病不在里而在表，不在营而在卫矣。先其时发汗则愈者，于不热无汗之时，而先用药取汗，则邪去卫和而愈。不然，汗液方泄而复发之，宁无如水淋漓之患耶！

太阳病，发热汗出者，此为营弱卫强，故使汗出，欲救邪风者，宜桂枝汤。

此即前条卫不谐、营自和之意，而申其说，救邪风者，救卫气之为风邪所扰也。然仲景营弱卫强之说。不过发明所以发热汗出之故，后人不察，遂有风并于卫，卫实而营虚，寒中于营，营实而卫虚之说。不知邪气之来，自皮毛而入肌肉，无论中风伤寒，未有不及于卫者，其甚者，乃并伤于营耳，郭白云所谓涉卫中营者是也。是以寒之浅者，仅伤于卫，风而甚者，并及于营，卫之实者，风亦难泄，卫而虚者，寒犹不固。无汗必发其汗，麻黄汤所以去表实而发邪气，有汗不可更发汗，桂枝汤所以助表气而逐邪气。学者但当分病证之有汗无汗，以严麻黄、桂枝之辨，不必执营卫之孰虚孰实，以证伤寒中风之殊。且无汗为表实，何云卫虚，麻黄之去实，宁独遗卫！能不胶于俗说者，斯为豪杰之士。

桂枝汤禁三条

桂枝本为解肌，若其人脉浮紧，发热汗不出者，不可与也。当须识此，勿令误也。

仲景既详桂枝之用，后申桂枝之禁，曰桂枝本为解肌，而不可用以发汗。解肌者，解散肌表之邪，与麻黄之发汗不同。故惟中风发热，脉浮缓，自汗出者，为宜。若其人脉浮紧，发热汗不出，则是太阳麻黄汤证，设误与桂枝，必致汗不出而烦躁，甚则斑黄狂乱，无所不至矣。此桂枝汤之大禁也，故曰不可与也。当须识此，勿令误也，仲景叮咛之意至矣。

若酒客病，不可与桂枝汤，得汤则呕，以酒客不喜甘故也。

《本草》云：酒性热而善上，又忌诸甜物。饮酒之人，甘味积中而热气时上，故虽有桂枝证，不得服桂枝汤。得之则呕，以酒客不喜甘，而桂枝汤味甘，能增满而致呕，亦一大禁也。

凡服桂枝汤吐者，其后必吐脓血也。

凡服桂枝汤吐者，不必尽是酒客，此其脾胃素有温热蕴蓄。可知桂枝汤，其甘足以酿湿，其温足以助热。设误服之而致吐，其湿热之积，上攻肺中，与表之邪风相得，蒸郁不解，发为肺痈，咳吐脓血，势有必至者矣。仲景因酒客，复申其说如此。

麻黄汤脉证七条

太阳病，头痛发热，身疼腰痛，骨节疼痛，恶风无汗而喘者，麻黄汤主之。

足之太阳，其脉上际巅顶而下连腰足，而寒之为气，足以外闭卫阳而内郁营血，故其为病，有头痛发热，身疼腰痛，骨节疼痛，恶风无汗而喘之证。然惟骨痛、脉紧、无汗，为麻黄汤的证，其余则太阳中风，亦得有之。学者若不以骨痛、脉紧、无汗为主，而但拘头痛发热等证，必致发非所当发矣。虽本文不言脉紧，然可从无汗而推，犹太阳伤寒条，不言无汗，而以脉紧该之也。

麻黄汤方

麻黄三两，去节　桂枝三两，去皮　甘草一两，炙　杏仁七十个，去皮尖

上四味，以水九升，先煮麻黄，减二升，去上沫，内诸药，煮取二升半，去滓，温服八合。覆取微似汗，不须啜粥，余如桂枝法将息。

人之伤于寒也，阳气郁而成热，皮肤闭而成实。麻黄轻以去实，辛以散寒，温以行阳；杏仁佐麻黄，达肺气，泄皮毛，止喘急，王好古谓其治卫实之药是也，然泄而不收，升而不降；桂枝、甘草，虽曰佐之，实以监之耳。

脉浮者，病在表，可发汗，宜麻黄汤。

脉浮而数者，可发汗，宜麻黄汤。

二条凭脉以言治，而不及证，且但举浮与数，而不言紧，而云可与麻黄汤发汗，殊为未备。然仲景自有太阳伤寒条与麻黄汤证，在学者当会通全书而求之，不可拘于一文一字间也。

太阳病，脉浮紧，无汗，发热，身疼痛，八九日不解，表证仍在，此当发其汗。服药已，微除，其人发烦目瞑，剧者必衄，衄乃解。所以然者，阳气重故也。麻黄汤主之。

脉浮紧，无汗发热，身疼痛，太阳麻黄汤证也。至八九日之久而不解，表证仍在者，仍宜以麻黄汤发之，所谓治伤寒，不可拘于日数，但见表证脉浮者，虽数日，犹宜汗之是也。乃服药已，病虽微除，而其人发烦目瞑者，卫中之邪得解，而营中之热未除也。剧者，血为热搏，势必成衄，衄则营中之热亦除，而病乃解。所以然者，阳气太重，营卫俱实，故须汗血并出而后邪气乃解耳。阳气，阳中之邪气也。郭白云云："麻黄汤主之"五字，当在"此当发其汗"下是。

伤寒脉浮紧，不发汗，因致衄者，麻黄汤主之。

太阳病，脉浮紧，发热，身无汗，自衄者愈。

伤寒脉浮紧者，邪气在表，法当汗解，而不发汗，则邪无从达泄，内搏于血，必致衄也。衄则其邪当去，而犹以麻黄汤主之者，此亦营卫并实，如上条所云阳气重之证。上条卫已解而营未和，故虽已发汗，犹须得衄而解，此条营虽通而卫尚塞，故既已自衄，而仍与麻黄汤发汗而愈。然必欲衄而血不流，虽衄而热不解者，乃为合法，不然，靡有不竭其阴者。于是仲景复著夺血无汗之例曰：脉浮紧，发热，身无汗，自衄者愈。谓阳气重者，须汗血并出，以泄其邪。其稍轻者，设得衄血，邪必自解，身虽无汗，固不必更以麻黄汤发之也。

太阳病，十日已去，脉浮细而嗜卧者，外已解也。设胸满胁痛者，与小柴胡汤；脉但浮者，与麻黄汤。

太阳病，至十余日之久，脉浮不紧而细，人不躁烦而嗜卧，所谓紧去人安，其病为已解也。下二段，是就未解时说，谓脉浮细，不嗜卧而胸满胁痛者，邪已入少阳，为未解也，则当与小柴胡汤；若脉但浮而不细，不嗜卧者，邪犹在太阳而未解也，仍当与麻黄汤，非外已解而犹和之发之之谓也。

合病证治六条

太阳与阳明合病，喘而胸满者，不可下，宜麻黄汤主之。

胸中为阳之位，喘而胸满者，病发于阳而盛于阳也。邪在阳则可汗，在阴则可下，此以阳邪盛于阳位，故不可下之以虚其里，里虚则邪且陷矣。而宜麻黄汤汗之以疏其表，表疏则邪自解矣。合病者，两经同病，邪气盛者，其伤必多，甚则遍及三阳也。

太阳与阳明合病者，必自下利，葛根汤主之。

太阳与阳明合病，不下利，但呕者，葛根加半夏汤主之。

伤寒之邪，在上则为喘满，入里则为下利，两阳合病，邪气盛大，不特充斥于上，抑且浸淫于里，故曰必自下利，其不下利者，则必上逆而呕。晰而言之，合病下利者，里气得热而下行也；不下利但呕者，里气得热而上行也。夫邪盛于外而之内者，仍当先治其邪❶，葛根汤合用桂枝、麻黄而加葛根，所以解经中两阳相合之邪，其不下利而但呕者，则加半夏以下逆气，而葛根解外，法所不易矣。

---

❶ 邪：原作“郊”，千顷堂书局本作“邪”，义胜，据改。

葛根汤方

葛根四两　生姜三两，切　甘草二两，炙　芍药二两　桂枝二两，去皮　麻黄三两，去节，汤炮去黄汁，焙干称　大枣十二枚，擘

上七味，以水一斗，先煮葛根、麻黄，减二升。去上沫，内诸药，煮取三升，去滓，温服一升。覆取微似汗，不须啜粥。余如桂枝法将息及禁忌。

葛根加半夏汤方　于葛根汤内，加半夏半升，洗。

太阳与少阳合病，自下利者，与黄芩汤。若呕者，黄芩加半夏生姜汤主之。

少阳居表里之间，视阳明为较深，其热气尤易内侵，是以太阳与少阳合病，亦自下利，而治法则不同矣。太阳阳明合病者，其邪近外，驱之使从外出为易，太阳少阳合病者，其邪近里，治之使从里和为易，故彼用葛根，而此与黄芩也。夫热气内淫，黄芩之苦，可以清之，肠胃得热而不固，芍药之酸，甘草之甘，可以固之。若呕者，热上逆也，故加半夏、生姜以散逆气。而黄芩之清里，亦法所不易矣。

黄芩汤方

黄芩三两　甘草二两，炙　芍药二两　大枣十二枚，擘

上四味，以水一斗，煮取三升，去滓，温服一升。日再，夜一服。

黄芩加半夏生姜汤方

于黄芩汤内，加半夏半升，生姜三两。余依前法。

三阳合病，腹满，身重，难以转侧，口不仁而面垢，谵语，遗尿。发汗则谵语，下之则额上生汗，手足逆冷。若自汗出者，白虎汤主之。此条叔和隶阳明篇中。

三阳合病，脉浮大，上关上，但欲眠睡，目合则汗。此条隶少阳篇中。

三阳合病，视诸合病邪气为较大矣。而太阳之腑膀胱，阳明之腑胃，少阳之腑胆，热邪盛满，自经入腑，故腹满身重，口不

仁而面垢，谵语遗尿，及但欲眠睡，目合则汗，皆为里为热之征也。夫里而不表，故不可汗，汗之则津亡，胃燥而谵语，热而不实，复不可下，下之则中伤气竭，而额上生汗，手足逆冷。若自汗出句，顶腹满身重四句来，谓有腹满身重等证而自汗出者，则虽三阳合病，而邪聚于阳明者较太阳为多，故宜白虎汤清而解之。若不自汗出者，则太阳为多，白虎不可与矣。脉浮大，上关上者，病盛于阳经，故脉亦盛于阳位也。但欲眠睡者，热胜而神昏也。目合则汗者，胆热则液泄也。此条盖补上条之所未备，而热之聚于少阳者，视太阳阳明较多矣，设求治法，岂白虎汤所能尽哉。

白虎汤方

石膏一斤　知母六两　甘草二两　粳米六合

上先煮石膏数十沸，再投药、米，米熟汤成，温服。

辨伤寒受病阴阳不同一条

病有发热恶寒者，发于阳也；无热恶寒者，发于阴也。发于阳者，七日愈；发于阴者，六日愈。以阳数七，阴数六故也。

此条特举阳经阴经受邪之异，而辨其病状及其愈期。发于阳者，病在阳之经也，以寒加阳，阳气被郁，故发热而恶寒。发于阴者，病在阴之经也，以阴加阴，无阳可郁，故无热而但恶寒耳。夫阳受邪者，必阳气充而邪乃解，阴受病者，必阴气盛而病始退，七日为阳气来复之日，六日为阴气盛满之候，故其病当愈耳。然六日、七日，亦是概言阴阳病愈之法，大都如此，学者勿泥可也。

太阳病愈时日及欲解之候与传经之证六条

太阳病，头痛，至七日以上自愈者，以行其经尽故也。若欲作再经者，针足阳明，使经不传则愈。

太阳病头痛，所谓病发于阳也，法当七日愈，云以上者，该常与变而言之也。行其经尽者，邪行诸经尽而当解也。设不解，则将从太阳而复入阳明，所谓作再经也。故针足阳明，以引邪外出，邪出则经不传而愈矣。盖伤寒之邪，有在经、在腑、在脏之异，行其经尽者，邪行诸经而未入脏腑之谓，而经脉阴阳相贯，如环无端，是以行阴极而复行阳者有之，若入厥阴之脏，则病深热极而死耳。其或幸而不死者，则从脏出腑而愈，未闻有作经再传者也。此条诸注释俱误，盖于经、腑、脏未审耳。

再按《内经》云：伤寒一日，巨阳受之云云。又云：七日太阳病衰，头痛少愈云云，盖伤寒之邪，有离太阳而入阳明者，有遍传诸经而犹未离太阳者，此太阳病头痛，至七日以上自愈，正与《内经》之旨相合。盖六日邪遍六经，至七日而太阳先受者，当先解耳。则是所谓行其经尽者，不但未入腑脏，亦并未离太阳，所以当有头痛。所谓作再经者，七日不愈，而欲至十四日也。针足阳明者，以其经多气多血，可以任受针石，且离太阳未远，尤易逐邪外出耳。

太阳病，欲解时，从巳至未上。

太阳经为诸阳之长，巳午未时为阳中之阳。太阳病解，必从巳至未，所谓阳受病者，必阳气充而邪乃解也，与发于阳者七日愈同意。

风家，表解而不了了者，十二日愈。

风家表解，邪退而正安矣，而犹不能霍然无患者，邪去未尽故也。十二日，经气已周，余邪毕达，故必自愈。

欲自解者，必当先烦，乃有汗而解，何以知之？脉浮，故知汗出解也。

邪气欲解之候，必先见之于证与脉，若其人自烦而脉浮者，知其邪必将从汗而解。盖自烦为邪正相争之候，而脉浮为邪气外达之征也，设脉不浮而沉，则虽烦，岂能作汗，即汗亦岂得解哉。

伤寒一日，太阳受之，脉若静者，为不传；颇欲吐，若躁烦，脉数急者，为传也。

伤寒二三日，阳明少阳证不见者，为不传也。

寒气外入，先中皮肤，太阳之经，居三阳之表，故受邪为最先。而邪有微甚，证有缓急，体有强弱，病有传与不传之异。邪微者，不能挠乎正，其脉多静，邪甚者，得与正相争，其脉则数急，其人则躁烦而颇欲吐。盖寒邪稍深，即变而成热，胃气恶邪，则逆而欲吐也。然邪既传经，则必递见他经之证。伤寒二三日，阳明少阳受病之时，而不见有身热、恶热、口苦、咽干、目眩等证，则邪气止在太阳，而不更传阳明少阳可知，仲景示人以推测病情之法如此。

太阳权变法第二计二十三条

不可发汗例十条

咽喉干燥者，不可发汗。

病寒之人，非汗不解，而亦有不可发汗者，不可不审。咽喉者，诸阴之所集，而干燥则阴不足矣。汗者，出于阳而生于阴也，故咽喉干燥者，虽有邪气，不可以温药发汗。若强发之，干燥益甚，为咳，为咽痛，为吐脓血，无所不至矣。云不可发汗者，谓本当汗而不可发之，非本不当汗之证也。此所谓之变也。下文仿此。

淋家不可发汗，发汗必便血。

巢氏云：淋者肾虚而膀胱热也，更发其汗，损伤脏阴，增益腑热，则必便血，如强发少阴汗而动其血之例也。

疮家虽身疼痛，不可发汗，汗出则痓。

身疼痛，表有邪也。疮家，脓血流溢，损伤阴气，虽有表邪，不可发汗，汗之血虚生风，必发痉也。

衄家不可发汗，汗出必额上陷脉紧急，目直视，不能目旬，不得眠。

额上陷脉紧急者，额上两旁之动脉陷伏不起，或紧急不柔也。《灵枢》云：两跗之上，脉陷竖者，足阳明。陷谓陷伏，竖即紧急，与此正相发明。目直视，不能目旬，不得眠，皆亡阴之证也。

亡血家不可发汗，发汗则寒栗而振。

阴亡者阳不守，亡血复汗，寒栗而振者，阴气先虚而阳气后竭也。按疮家、衄家，并属亡血，而此条复出亡血家者，该吐、下、跌仆、金刃、产后等证为言也。

汗家重发汗，必恍忽心乱，小便已，阴疼，与禹余粮丸。

五液在心为汗，心液亡者，心阳无附，则恍惚心乱。心虚生热，下流所合，则小便已，阴疼。禹余粮丸方缺。常器之云：只禹余粮一味，火煅服亦可。按禹余粮，体重可以去怯，甘寒可以除热，又性涩，主下焦前后诸病也。

病人有寒，复发汗，胃中冷，必吐蛔。

有寒，里有寒也。里有寒者，虽有表邪，必先温里而后攻表，如后四逆汤之法。乃不与温里而反发汗，损伤阳气，胃中虚冷，必吐蛔也。

形作伤寒，其脉不弦紧而弱，弱者必渴，被火者必谵语。弱者发热，脉浮，解之，当汗出愈。

形作伤寒，其脉当弦紧而反弱，为病实而正虚也。脉弱为阴不足，而邪气乘之，生热损阴，则必发渴。及更以火劫汗，两热相合，胃中燥烦，汗必不出，而谵语立至矣。若发热脉浮，则邪欲出表，阴气虽虚，可解之，使从汗而愈，如下条桂枝二越婢一等法。若脉不浮，则邪热内扰，将救阴之不暇，而可更取其汗耶！

脉浮数者，法当汗出而愈。若下之，身重心悸者，不可发汗，当自汗出乃解。所以然者，尺中脉微，此里虚，须表里实，津液自和，便自汗出愈。

脉浮数者，其病在表，法当汗出而愈，所谓脉浮数者，可发汗，宜麻黄汤是也。若下之，邪入里而身重，气内虚而心悸者，表虽不解，不可以药发汗，当俟其汗自出而邪乃解。所以然者，尺中脉微为里虚不足，若更发汗，则并虚其表，里无护卫，而散亡随之矣。故必候其表里气复，津液通和，而后汗出而愈，岂可以药强迫之哉！

脉浮紧者，法当身疼痛，宜以汗解之。假令尺中迟者，不可发汗，何以知之然？以营气不足，血少故也。

脉浮紧者，寒邪在表，于法当身疼痛，而其治宜发汗。假令尺中脉迟，知其营虚而血不足，则虽身疼痛，而不可发汗。所以然者，汗出于阳而生于阴，营血不足而强发之，汗必不出，汗即出而筋惕肉瞤，散亡随之矣。可不慎哉！

桂枝二越婢一汤脉证一条

太阳病，发热恶寒，热多寒少。脉微弱者，此无阳也，不可发汗。宜桂枝二越婢一汤。

无阳与亡阳不同。亡阳者，阳外亡而不守也，其根在肾；无阳者，阳内竭而不用也，其源在胃。发热恶寒，热多寒少，病须得汗而解，而脉微弱，则阳无气矣。阳者，津液之根，犹水之气也，无气则水不至，无阳则津不化，而汗之源绝矣，虽发之，其可得乎！故用桂枝二分生化阴阳，越婢一分发散邪气。设得小汗，其邪必解，乃伤寒发汗之变法也。

桂枝二越婢一汤方 论见后。

桂枝去皮　芍药　甘草炙　麻黄去节，各十八铢　生姜一两三钱，切　大枣四枚，擘　石膏二十四铢，碎，绵裹上七味，㕮咀，以水五升，煮麻黄一二沸，去上沫，内诸药，煮取二升，去滓，温服一升。

桂枝麻黄各半汤脉证一条

太阳病，得之八九日如疟状，发热恶寒，热多寒少，其人不呕，清便欲自可，一日二三度发。脉微缓者，为欲愈也。脉微而恶寒者，此阴阳俱虚，不可更发汗、更下、更吐也。面色反有热色者，未欲解也。以其不能得小汗出，身必痒，宜桂枝麻黄各半汤。

病在太阳，至八九日之久，而不传他经，其表邪本微可知。不呕，清便欲自可，则里未受邪可知。病如疟状，非真是疟，亦非传少阳也，乃正气内胜，数与邪争故也。至热多寒少，一日二三度发，则邪气不胜而将退舍矣。更审其脉而参验之，若得微缓，则欲愈之象也；若脉微而恶寒者，此阴阳俱虚，当与温养，如新加汤之例，而发汗吐下，均在所禁矣；若面色反有热色者，邪气欲从表出，而不得小汗，则邪无从出，如面色缘缘正赤，阳气怫郁在表，当解之、熏之之类也。身痒者，邪盛而攻走经筋则痛，邪微而游行皮肤则痒也。夫既不得汗出，则非桂枝所能解，而邪气又微，亦非麻黄所可发，故合两方为一方，变大制为小制，桂枝所以为汗液之地，麻黄所以为发散之用，且不使药过病，以伤其正也。

桂枝麻黄各半汤方

桂枝去皮　麻黄去节　甘草炙　芍药　生姜各一两　大枣四枚　杏仁二十四个，汤浸去皮

上七味，以水五升，先煮麻黄一二沸，去上沫，内诸药，煮取一升八合，去滓，温服六合。

合论桂枝麻黄各半汤、桂枝二麻黄一汤、桂枝二越婢一汤三方。

按：桂枝麻黄各半汤、桂枝二麻黄一汤、桂枝二越婢一汤，

三方并两方合用，乃古之所谓复方也。细审其制，桂枝麻黄各半汤，助正之力，侔于散邪，桂枝二麻黄一汤则助正之力多，而散邪之力少，于法为较和矣。其桂枝二越婢一汤，本无热邪，所加石膏者，以其人无阳，津液不足，不胜桂枝之任，故加甘寒于内，少变辛温之性，且滋津液之用，而其方制之小，示微发于不发之中，则三方如一方也。故桂枝汤不特发散邪气，亦能补助正气，以其方甘酸辛合用，具生阳化阴之妙，与麻黄合剂，则能尽麻黄之力而并去其悍，与石膏同用则能资石膏之益，而不挠乎权，是虽麻石并行，而实以桂枝为主，盖非滋养营卫，则无以为发汗散邪之地耳。凡正气不足，邪气亦微，而仍须得汗而解者，宜于此三方取则焉。后人不能尽桂枝之用，而求之人参、归、地之属，立意则同，而用药悬殊矣。

大青龙汤脉证二条

太阳中风，脉浮紧，发热恶寒，身疼痛，不汗出而烦躁者，大青龙汤主之。若脉微弱，汗出恶风者，不可服，服之则厥逆，筋惕肉瞤此为逆也。

此治中风而表实者之法。表实之人，不易得邪，设得之，则不能泄卫气，而反以实阳气，阳气既实，表不得通，闭热于经，则脉紧身痛，不汗出而烦躁也。是当以麻黄、桂、姜之属，以发汗而泄表实，加石膏，以除里热而止烦躁，非桂枝汤所得而治者矣。盖其病已非中风之常病，则其法亦不得守桂枝之常法。仲景特举此者，欲人知常知变，不使拘中风之名，而拘解肌之法也。若脉微弱，汗出恶风，则表虚不实，设与大青龙汤发越阳气，必致厥逆筋惕肉瞤，甚则汗多而阳亡矣，故曰此为逆。逆者，虚以实治，于理不顺，所以谓之逆也。

大青龙汤方

麻黄六两，去节　桂枝二两，去皮　甘草二两，炙　大枣十二枚，

擘　**石膏**如鸡子大，碎　**生姜**三两，切　**杏仁**四十个，去皮尖

上七味，以水九升，先煮麻黄减二升，去上沫，内诸药，煮取三升，去滓。温服一升，取微似汗。汗出多者，温粉扑之。一服汗者，停后服。汗多亡阳，遂虚，恶风，烦躁，不得眠也。

按：伤寒分立三纲，桂枝主风伤卫，麻黄主寒伤营，大青龙主风寒两伤营卫，其说始于成氏、许氏，而成于方氏、喻氏。以愚观之，桂枝主风伤卫则是，麻黄主寒伤营则非。盖有卫病而营不病者矣，未有营病而卫不病者也。至于大青龙证，其辨不在营卫两病，而在烦躁一证，其立方之旨，亦不在并用麻、桂，而在独加石膏，王文禄谓风寒并重，闭热于经，故加石膏于发散药中是也。若不过风寒并发，则麻黄、桂枝已足胜其任矣，何必更须石膏哉！须知中风而或表实亦用麻黄，伤寒而或表虚亦用桂枝，其表不得泄，而闭热于中者，则用石膏，其无热者，但用麻、桂，此仲景心法也。炫新说而变旧章，其于斯道，不愈趋而愈远哉。

伤寒脉浮缓，身不疼但重，乍有轻时，无少阴证者，大青龙汤发之。

伤寒脉浮缓者，脉紧去而成缓，为寒欲变热之证，经曰“脉缓者多热”是也。伤寒邪在表则身疼，邪入里则身重，寒已变热而脉缓，经脉不为拘急，故身不疼而但重，而其脉犹浮，则邪气在或进或退之时，故身体有乍重乍轻之候也。是以欲发其表，则经已有热，欲清其热，则表犹不解，而大青龙汤，兼擅发表解热之长，苟无少阴汗出厥逆等证者，则必以此法为良矣。不云主之而云发之者，谓邪欲入里，而以药发之，使从表出也。旧注谓伤寒见风，故并用麻黄者，非。

小青龙汤脉证二条

伤寒表不解，心下有水气，干呕，发热而咳，或渴，或利，或噎，或小便不利，少腹满，或喘者，小青龙汤主之。

表寒不解，而心下有水饮，饮寒相搏，逆于肺胃之间，为干呕发热而咳，乃伤寒之兼证也。夫饮之为物，随气升降，无处不到，或壅于上，或积于中，或滞于下，各随其所之而为病，而其治法，虽各有加减，要不出小青龙之一法。麻黄、桂枝，散外入之寒邪，半夏、细辛、干姜，消内积之寒饮，芍药、五味、监麻、桂之性，且使表里之药相就而不相格耳。

小青龙汤方

麻黄　桂枝　芍药　细辛　干姜　炙甘草各三两　五味　半夏各半升

上八味，以水一斗，先煮麻黄减二升，去上沫，内诸药，煮取三升，去滓，温服一升。

按《说文》云：龙之为灵，能幽能明，能大能小，或登于天，或入于川，布雨之师，亦行水之神也。大青龙合麻、桂而加石膏，能发邪气，除烦躁，小青龙无石膏，有半夏、干姜、芍药、细辛、五味，能散寒邪，行水饮，而通谓之青龙者，以其有发汗蠲饮之功，如龙之布雨而行水也。夫热闭于经，而不用石膏，汗为热隔，宁有能发之者乎！饮伏于内，而不用姜、夏，寒与饮搏，宁有能散之者乎！其芍药、五味，不特收逆气而安肺气，抑以制麻、桂、姜、辛之势，使不相惊而相就，以成内外协济之功耳。

加减法

若微利者，去麻黄，加芫花如鸡子大，熬令赤色。

微利者，水渍入胃也。下利者，不可攻其表，故去麻黄之发表，而加芫花之行水。

若渴者，去半夏，加栝楼根三两。

渴者，津液不足，故去半夏之辛燥，而加瓜蒌之苦润。若饮结不布而渴者，似宜仍以半夏流湿而润燥也。

若噎者，去麻黄，加附子一枚，炮。

噎者，寒饮积中也。附子温能散寒，辛能破饮，故加之。麻黄发阳气，增胃冷，故去之。

若小便不利，小腹满，去麻黄，加茯苓四两。

小便不利，小腹满，水蓄于下也，故加茯苓以泄蓄水。不用麻黄，恐其引气上行，致水不下也。

若喘者，去麻黄，加杏仁半升，去皮尖。

喘者，水气在肺，故加杏仁下气泄肺。麻黄亦能治喘，而不用者，恶其发气也。

伤寒，心下有水气，咳而微喘，发热不渴，服汤已，渴者，此寒去欲解也。小青龙汤主之。

内饮外寒，相得不解，气凌于肺，为咳而微喘，发热不渴，如上条之证也，是必以小青龙外解寒邪，内消水饮为主矣。若服汤已渴者，是寒外解而饮内行也，故为欲解。"小青龙汤主之"六字，当在发热不渴下。

或问水饮之证，或渴或不渴云何？曰：水积于中，故不渴也。其渴者，水积一处，而不得四布也。然而不渴者，常也，其渴者，变也，服小青龙汤已而渴者，乃寒去饮消之常道也。

十枣汤证治一条

太阳中风，下利呕逆。表解者，乃可攻之。其人热热汗出，发作有时，头痛，心下痞硬满，引胁下痛，干呕短气，汗出不恶寒者，此表解里未和也。十枣汤主之。

此外中风寒，内有悬饮之证。下利呕逆，饮之上攻而复下注也。然必风邪已解，而后可攻其饮。若其人执水执水汗出，而不恶寒，为表已解；心下痞硬满，引胁下痛，干呕短气，为里未和。虽头痛而发作有时，知非风邪在经，而是饮气上攻也，故宜十枣汤下气逐饮。

十枣汤方

芫花熬　甘遂　大戟　大枣十枚

上三味等分，各别捣为散，以水一升半，先煮大枣肥者十枚，取八合，去滓，内诸药末。强人服一钱匕，羸人服半钱。温服之，平旦服。若下少，病不除者，明日更服，加半钱。得快下利后，糜粥自养。

按《金匮》云：饮后水流在胁下，咳吐引痛，谓之悬饮。又云：病悬饮者，十枣汤主之。此心下痞硬满，引胁下痛，所以知其为悬饮也。悬饮非攻不去，芫花、甘遂、大戟，并逐饮之峻药，而欲攻其饮，必顾其正，大枣甘温以益中气，使不受药毒也。

五苓散证治一条

中风发热，六七日不解而烦，有表里证，渴欲饮水，水入则吐者，名曰水逆。五苓散主之。

太阳风邪，至六七日之久而不解，则风变热而传里，故烦而渴。有表里证，即身热烦渴之谓。渴欲饮水，水气不行，而反上逆则吐。名水逆者，言因水气而逆，非火逆、气逆之谓。故当以五苓散，辛甘淡药，导水而泄热也。

五苓散方

猪苓　茯苓　白术各十八铢　桂枝半两　泽泻一两六铢

上五味，为末，以白饮和服方寸匕，日三服。多饮暖水，汗出愈。

表实里虚四逆汤先救里一条

病发热头痛，脉反沉。若不差，身体疼痛，当救其里，宜四逆汤。

发热，身疼痛，邪在表也。而脉反沉，则脉与病左矣。不差者，谓以汗药发之而不差也。以其里气虚寒，无以为发汗散邪之地，故与四逆汤，舍其表而救其里，如下利身疼痛之例也。

四逆汤方

生附子一枚　干姜一两半　炙甘草二两

上三味，㕮咀，以水三升，煮取一升二合，去滓，分温再服。强人可大附子一枚，干姜三两。

阳微先汗阴微先下随脉施治一条

太阳病未解，脉阴阳俱停，必先振栗汗出而解。但阳脉微者，先汗出而解；但阴脉微者，下之而解。若欲下之，宜调胃承气汤主之。

脉阴阳俱停者，阴阳诸脉，两相停匀，而无偏胜也。既无偏胜，则必有相持不下之势，故必至于战而汗出，而后邪气乃解。振栗者，阴阳相争之候也。但阳脉微者，阳邪失衰，故当汗出而解；但阴脉微者，阴邪先衰，故可下之而解，所谓攻其坚而不入者，攻其瑕而立破也。然本论云：尺中脉微者，不可下。此又云：但阴脉微者，下之而解。盖彼为正虚而微，此为邪退而微也。脉微则同，而辨之于邪与正之间，亦未易言之矣。调胃承气，乃下药之最轻者，以因势利导，故不取大下而取缓行耳。夫伤寒先汗后下者，法之常也；或先汗，或先下，随脉转移者，法之变也，设不知此而汗下妄施，宁不为逆耶！

调胃承气汤方

大黄四两，去皮　炙甘草二两　芒硝半斤

上三味，以水三升，煮取一升，去滓，内芒硝，更上火微煮令沸，少少温服之。

伤寒里虚法先补里二条

伤寒二三日，心中悸而烦者，小建中汤主之。

伤寒里虚则悸，邪扰则烦，二三日悸而烦者，正虚不足，而邪欲入内也。是不可攻其邪，但与小建中汤，温养中气，中气立则邪自解。即不解，而攻取之法，亦可因而施矣。仲景御变之法如此，谁谓伤寒非全书哉。

小建中汤方

桂枝去皮　炙甘草　生姜各三两　芍药六两　胶饴一升　大枣十二枚，擘

上五味，以水七升，煮取三升，去滓，内胶饴，更上微火消解。温服一升，日三服。

伤寒脉结代，心动悸，炙甘草汤主之。

脉结代者，邪气阻滞而营卫涩少也，心动悸者，神气不振而都城震惊也，是虽有邪气，而攻取之法，无所施矣。故宜人参、姜、桂以益卫气，胶、麦、麻、地、甘、枣以益营气，营卫既充，脉复神完，而后从而取之，则无有不服者矣。此又扩建中之制，为阴阳并调之法如此。今人治病，不问虚实，概与攻发，岂知真气不立，病虽去，亦必不生，况病未必去耶。

炙甘草汤方　一名复脉汤

甘草四两，炙　生姜三两　桂枝三两，去皮　人参二两　阿胶二两　麦冬半升，去心　生地一斤　麻仁半升　大枣三十枚

上九味，以清酒七升，水八升，先煮八味，取三升，去滓，内胶，烊消尽，温服一升，日三服。

结阴代阴脉法一条

脉按之来缓，而时一止复来者，名曰结。又脉来动而中止，更来小数，中有还者反动，名曰结，阴也。脉来动而中止，不能自还，因而复动，名曰代，阴也。得此脉者，必难治。

脉来数，时一止复来者，名曰促。脉来缓，时一止复来者，名曰结。结者，邪气结滞，而脉之行不利也。又结与代，相似而实不同，结脉止而即还，不失至数，但少差迟耳，代脉止而不

还，断已复动，有此绝而彼来代之意，故名曰代。而俱谓之阴者，结代脉皆为阴，故谓之结阴、代阴也。凡病得此脉者，攻之则邪未必去，而正转伤，补之则正未得益而邪反滞，故曰难治。仲景因上条脉结代，而详言其状如此。

以❶上并太阳权变之法。权变者，谓有汗证而不得迳用汗药也，而其间或取小汗，或待其自解，或兼清热，或兼消饮，或先救里，或建中气，或养营卫，种种不同。世道日降，人心不古，凡所患病，类多兼证，学者于此等变法，尤当着意，故特类列于此，凡二十三条。

太阳斡旋法第三计三十一条

服桂枝汤后证治六条

太阳病，初服桂枝汤，反烦不解者，先刺风池、风府，却与桂枝汤则愈。

太阳病与桂枝汤，于法为当矣。乃初服之，反加烦热而不解者，阳邪痹于阳而不去也。风池、风府，阳维之会。阳维者，诸阳之所维，刺之所以通阳痹，痹通，然后与桂枝，取汗则愈，此仲景法中之法也。

服桂枝汤，大汗出，脉洪大者，与桂枝汤，如前法。若形如疟，日再发者，汗出必解，宜桂枝二麻黄一汤。

服桂枝汤，汗虽大出而邪不去，所谓如水淋漓，病必不除也。若脉洪大，则邪犹甚，故宜更与桂枝。取汗如前法者，如啜热稀粥，温覆取汗之法也。若其人病形如疟，而一日再发，则正气内胜，邪气欲退之征，设得汗出，其邪必从表解。然非重剂所可发者，桂枝二麻黄一汤，以助正而兼散邪，而又约小其制，乃

❶ 以：原作“已”。“以”、“已”二字通。表示时间、数量、方位上的界限。下同。

太阳发汗之轻剂也。

桂枝二麻黄一汤方 论见前。

桂枝去皮，一两十七铢 大枣五枚，擘 炙甘草 芍药 生姜各一两六铢 麻黄十六铢，去节 杏仁十六个，去皮尖

上七味，以水五升，先煮麻黄一二沸，去上沫，内诸药，煮取二升，去滓。温服一升，日再服。

服桂枝汤，大汗出后，大烦渴不解，脉洪大者，白虎加人参汤主之。

服桂枝汤后，大汗出，脉洪大，与上条同，而大烦渴不解，则其邪去表而之里，不在太阳之经，而入阳明之腑矣。阳明者，两阳之交，而津液之也，邪气入之，足以增热气而耗津液，是以大烦渴不解。方用石膏，辛甘大寒，直清胃热为君，而以知母之咸寒佐之，人参、甘草、粳米之甘，则以之救津液之虚，抑以制石膏之悍也。曰白虎者，盖取金气彻热之义云耳。

白虎加人参汤方

人参三两 知母六两 甘草二两 粳米六合 石膏一斤，碎

上五味，以水一斗，煮米熟汤成，[1] 去滓，温服一升，日三服。

服桂枝汤，或下之，仍头项强痛，翕翕发热，无汗，心下满微痛，小便不利者，桂枝去桂加茯苓白术汤主之。

头项强痛，翕翕发热，无汗，邪在表也。心下满微痛，饮在里也。此表间之邪，与心下之饮，相得不解，是以发之而不从表出，夺之而不从下出也。夫表邪挟饮者，不可攻表，必治其饮，而后表可解。桂枝汤去桂，加茯苓、白术，则不欲散邪于表，而但逐饮于里，饮去则不特满痛除，而表邪无附，亦自解矣。

桂枝汤去桂加茯苓白术汤方

于桂枝汤内去桂枝，加茯苓、白术各三两。余依前法煮服。小便利即愈。

---

[1] 成：底本原误作“或”，据千顷堂书局本改。

伤寒脉浮，自汗出，小便数，心烦，微恶寒，脚挛急，反与桂枝汤欲攻其表，此误也。得之便厥，咽中干，烦躁吐逆者，作甘草干姜汤与之，以复其阳。若厥愈足温者，更作芍药甘草汤与之，其脚即伸。若胃气不和、谵语者，少与调胃承气汤。若重发汗，复加烧针者，四逆汤主之。

脉浮，自汗出，微恶寒者，虽伤于寒，而表不实，乃桂枝汤证也。然小便数，心烦，脚挛急，则阴虚而里热矣。是当以甘辛攻表，而以甘寒顾里，乃反与桂枝汤，治表而遗里，宜其得之而便厥也。咽中干，烦躁吐逆，皆阴虚阳逆之象，设非以温药徒攻其表，何至此哉？夫既阴虚于下，而又阳逆于上，则必先复阳气，而后复阴气，故作甘草干姜汤，甘辛复阳之剂，阳复则厥愈而足温矣。更作芍药甘草汤，甘酸复阴之剂，阴生则两脚自伸矣。阴阳既复，而或胃气有未和，因而谵语者，则少与调胃承气汤，以和其胃，胃和则谵语止矣。盖甘草、干姜固足以救虚阳之逆，而亦能伤胃气之和，此咸寒调胃之法，不得不斡旋于阴阳既复之后也。若重发汗，复加烧针，是逆而再逆，其厥逆之象，必有加于前，而补救之法，必非甘草、干姜所能胜任者矣，四逆汤甘辛大热，乃克复阳气之大药也。此条前后用药，温凉补泻，绝不相谋，而适以相济，非深造自得、卓有成见者，乌能及此。

甘草干姜汤方

甘草四两，炙　干姜二两

上㕮咀，以水三升，煮一升五合，去滓，分温再服。

芍药甘草汤方

芍药四两　甘草四两，炙

上二味，以水三升，煮一升五合，去滓，分温再服。

问曰：证象阳旦，按法治之而增剧，厥逆，咽中干，两胫拘急而谵语。师言：夜半手足当温，两脚当伸，后如师言，何以知之？答曰：寸口脉浮而大，浮则为风，大则为虚，风则生微热，虚则两胫挛，病证象桂枝，因加附子参其间，增桂令汗出，附子温经，亡阳故也。厥逆，咽中干，烦躁，阳明内结，谵语烦乱，更饮甘草干姜汤，夜半阳气还，两足当热。胫尚微拘急，重与芍药甘草汤，尔乃胫伸。以承气汤微溏，则止其谵语，故知病可愈。

此即前条之意，而设为问答，以明所以增剧，及所以病愈之故。然中间语意，殊无伦次，此岂后人之文耶。昔人读《考工记》，谓不类于周官，余于此条亦云。成氏云：阳旦，桂枝汤别名。

发汗后脉证治法十五条

太阳病发汗，遂漏不止，其人恶风，小便难，四肢微急，难以屈伸者，桂枝加附子汤主之。

发汗伤阳，外风复袭，汗遂不止，《活人》所谓漏风是也。夫阳者，所以实腠理，行津液，运肢体者也，今阳已虚，不能护其外，复不能行于里，则汗出，小便难。而邪风之气，方外淫而旁溢，则恶风，四肢微急，难以屈伸。是宜桂枝汤解散风邪，兼和营卫，加附子补助阳气，并御虚风也。

桂枝加附子汤方

于桂枝汤内，加附子一枚，破八片，炮去皮。余依前法。

发汗后，身疼痛，脉沉迟者，桂枝加芍药生姜各一两人参三两新加汤主之。

发汗后，邪痹于外，而营虚于内，故身痛不除而脉转沉迟，经曰：其脉沉者，营气微也。又曰：迟者，营气不足，血少故也。故以桂枝加芍药、生姜、人参以益不足之血，而散未尽之邪。东垣云：仲景于病人汗后身热，亡血，脉沉迟者，下利身凉，脉微，血虚者，并加人参。古人血脱者，必益气也。然人参味甘气温，温固养气，甘亦实能生血，汗下之后，血气虚衰者，非此不为功矣。

发汗过多，其人叉手自冒心，心下悸，欲得按者，桂枝甘草汤主之。

心为阳脏，而汗为心之液，发汗过多，心阳则伤。其人叉手自冒心者，里虚欲为外护也；悸，心动也；欲得按者，心中筑筑不宁，欲得按而止之也。是宜补助心阳为主，桂枝、甘草，辛甘相合，乃生阳化气之良剂也。

桂枝甘草汤方

桂枝四两，去皮　甘草二两，炙

上二味，以水三升，煮取一升，去滓，顿服。

按：发汗过多，有动肾中之阳者，以阳为汗之根，而肾为阳之宅，枝伤者，其本必戕也。有动心中之阳者，以汗为心之液，而心为阳之脏，液亡者，气必从之也。救肾阳者，必以咸温；救心阳者，必以甘辛。咸性善下，而温能返阳，故四逆为救肾之剂，甘辛相合，而阳气乃生，故桂、甘为益心之法也。

未持脉时，病人叉手自冒心，师因教试令咳，而不咳者，此必两耳聋无闻也。所以然者，以重发汗，虚故如此。

病人叉手自冒心者，心阳内虚，欲得外护，如上条所云也。耳聋者，阳气上虚，阴反得而实之也。师因叉手冒心，而更试耳之聪否，以求阳之虚实。若耳聋无闻，其为过汗致虚，当与温养无疑。临病之工，宜如是详审耳。许叔微曰：伤寒耳聋，发汗过多者，正气虚也；邪不出者，邪气闭也。虚之与闭，治法悬殊，学者更宜详审。

太阳病，发汗，汗出不解，其人仍发热，心下悸，头眩，身瞤动，振振欲擗地者，真武汤主之。

发汗过多，不能解太阳之邪，而反动少阴之气，于是身仍发热，而悸眩瞤动等证作矣。少阴之气，水气也，心属火而水乘之，故悸。头为阳而阴加之，故眩。经脉纲维一身，以行血气，故水入之，则振振瞤动也。擗，犹据也。眩动之极，心体不安，思欲据地以自固也。此与阳虚外亡有别，阳虚者，但须四逆以复阳，此兼水饮，故必真武以镇水。方用白术、茯苓之甘淡，以培土而行水，附子、生姜之辛，以复阳而散邪，芍药之酸，则入阴敛液，使汛滥之水，尽归大壑而已耳。

真武汤方

茯苓三两　芍药三两　白术二两　生姜三两　附子一枚，炮，去皮，破八片

上五味，以水八升，煮取三升，去滓，温服七合，日三服。

发汗后，其人脐下悸者，欲作奔豚。茯苓桂枝甘草大枣汤主之。

发汗后，脐下悸者，心气不足而肾气乘之也。奔豚，肾之积，发则从少腹上冲心胸，如豕之突，故名奔豚。又肾为水脏，豚为水畜，肾气上冲，故名奔豚。茯苓能泄水气，故以为君，桂枝能伐肾邪，故以为臣。然欲治其水，必防其土，故取甘草、大枣，补益土气为使。甘澜水者，扬之令轻，使水气去，不益肾邪也。

茯苓桂枝甘草大枣汤方

茯苓半斤　桂枝四两　甘草三两　大枣十五枚

上四味，以甘澜水一斗，先煮茯苓，减二升，内诸药，煮取三升，去滓。温服一升，日三服。

作甘澜水法：取水二斗，置大盆内，以杓扬之，水上有珠子五六千颗相逐，取用之。

病人脉数，数为热，当消谷引食，而反吐者，此以发汗，令阳气微，膈气虚，脉乃数也。数为客热，不能消谷。以胃中虚冷，故吐也。

脉数为热，乃不能消谷而反吐者，浮热在上，而虚冷在下也。浮热不能消谷，为虚冷之气，逼而上浮，如客之寄，不久即散，故曰客热。是虽脉数如热，而实为胃中虚冷，不可更以热药益其疾也。

发汗后，腹胀满者，厚朴生姜甘草半夏人参汤主之。

发汗后，表邪虽解而腹胀满者，汗多伤阳，气窒不行也。是

不可以徒补，补之则气愈窒；亦不可以迳攻，攻之则阳益伤。故以人参、甘草、生姜助阳气，厚朴、半夏行滞气，乃补泄兼行之法也。

厚朴生姜甘草半夏人参汤方

生姜半斤，切　半夏半斤，洗　甘草二两，炙　人参一两　厚朴半斤，去皮，炙

上五味，以水一斗，煮取三升，去滓。温服一升，日三服。

伤寒发汗，解，半日许复烦，脉浮数者，可更发汗，宜桂枝汤主之。

伤寒发汗，解，半日许复烦者，非旧邪去而新邪复乘也，余邪未尽，复集为病，如余寇未尽，复合为乱耳。脉浮数者，邪气在表之征，故可更发其汗，以尽其邪。但以已汗复汗，故不宜麻黄之峻剂，而宜桂枝之缓法，此仲景随时变易之妙也。

发汗，病不解，反恶寒者，虚故也，芍药附子甘草汤主之。

发汗不解，反加恶寒者，邪气不从汗而出，正气反因汗而虚也。是不可更逐邪气，当先复其正气。是方芍药之酸，可以益血，附子之辛，可以复气，甘草甘平，不特安中补虚，且与酸合而化阴，与辛合而生阳也。

芍药甘草附子汤方

芍药三两　甘草三两，炙　附子一枚，炮，破八片

上三味，以水五升，煮取一升五合，去滓，分温服。

发汗后，恶寒者，虚故也。不恶寒，但热者，实也。当和胃气，与调胃承气汤。

汗出而恶寒者，阳不足而为虚也，芍药甘草附子汤治之是已。汗出，而不恶寒，但热者，邪入里而成实也。然不可以峻攻，但与调胃承气汤，和其胃气而已。

发汗后，不可更行桂枝汤。汗出而喘，无大热者，可与麻黄杏仁甘草石膏汤。

发汗后，汗出而喘，无大热者，其邪不在肌腠，而入肺中。缘邪气外闭之时，肺中已自蕴热，发汗之后，其邪不从汗而出之

表者，必从内而并于肺耳。故以麻黄、杏仁之辛而入肺者，利肺气，散邪气，甘草之甘平，石膏之甘辛而寒者，益肺气，除热气，而桂枝不可更行矣。盖肺中之邪，非麻黄、杏仁不能发，而寒郁之热，非石膏不能除，甘草不特救肺气之困，抑以缓石膏之悍也。

麻黄杏仁甘草石膏汤方

麻黄四两，去节　杏仁五十枚，去皮尖　炙甘草二两　石膏半斤，碎，绵裹

上四味，以水七升，先煮麻黄减二升，去上沫，内诸药，煮取二升，去滓，温服一升。

发汗后，饮水多，必喘。以水灌之，亦喘。

发汗之后，肺气必虚。设饮水过多，水气从胃，上射肺中，必喘。或以水灌洗致汗，水寒之气，从皮毛而内侵其所合，亦喘，成氏谓喘为肺疾是也。

发汗后，水药不得入口为逆。若更发汗，必吐下不止。

发汗后吐逆，至水药不得入口者，必其人素有积饮，乘汗药升浮之性而上行也。是当消饮下气，虽有表邪，不可更发其汗。设更发之，重伤阳气，其饮之在中者，不特上逆而仍吐呕，亦且下注而成泄利矣。

太阳病，小便利者，以饮水多，必心下悸。小便少者，必苦里急也。

病在太阳之时，里热未甚，水液尚通，其外虽病，而其内犹晏❶如也，故不可多饮水。设饮水多，必停于心下为悸，所以然者，里无热，不能消水，心属火而畏水，水多凌心，故惕惕然跳动不宁也。然使小便自利，则停水自行，虽悸，犹当自愈。若小便不利而少，则水不下行，积于膀胱，必苦里急。里急者，小便欲行而不能，则小腹奔迫急痛也。此以饮水所致，此于汗下之过，而非太阳本病，故附于斡旋法下。以上十五条，并发汗后证，而或伤卫阳，或损营血，或亡心阳，或动肾水，或伤胃阳，

❶ 晏：平静，安逸。《汉书·诸侯王表》："海内晏如。"

及伤脾气，或邪仍不解，或解而转属阳明，及传膀胱，或动饮气，或伤肺气，或入肺中，其变种种不同，其治因之各异，学者谙练在心，亦可以应变无穷矣。

发汗吐下解后病脉证治三条

伤寒发汗，若吐、若下，解后，心下痞硬，噫气不除者，旋覆代赭石汤主之。

伤寒发汗，或吐或下，邪气则解。而心下痞硬，噫气不除者，胃气弱而未和，痰气动而上逆也。旋覆花咸温，行水下气，代赭石味苦质重，能坠痰降气，半夏、生姜辛温，人参、大枣、甘草甘温，合而用之，所以和胃气而止虚逆也。

旋覆代赭石汤方

旋覆花三两　人参二两　炙甘草三两　生姜五两，切　半夏半升，洗　代赭石一两　大枣十二枚，擘

上七味，以水一斗，煮取六升，去滓，再煎取三升。温服一升，日三服。

伤寒若吐若下后，心下逆满，气上冲胸，起则头眩，脉沉紧，发汗则动经，身为振振摇者，茯苓桂枝白术甘草汤主之。

此伤寒邪解而饮发之证。饮停于中则满，逆于上则气冲而头眩，入于经则身振振而动摇。《金匮》云：膈间支饮，其人喘满，心下痞坚，其脉沉紧。又云：心下有痰饮，胸胁支满，目眩。又云：其人振振身瞤剧，必有伏饮是也。发汗则动经者，无邪可发，而反动其经气。故与茯苓、白术以蠲饮气，桂枝、甘草以生阳气，所谓病痰饮者，当以温药和之也。

茯苓桂枝白术甘草汤方

茯苓四两　桂枝三两　白术　炙甘草各二两

上四味，以水六升，煮取三升。分温三服。

凡病若发汗，若吐，若下，若亡津液，阴阳自和者，必

自愈。

阴阳自和者，不偏于阴，不偏于阳，汗液自出，便溺自调之谓。汗吐下亡津液后，邪气既微，正气得守，故必自愈。

太阳传本证治七条

太阳病，发汗后，大汗出，胃中干，烦躁不得眠，欲得饮水者，少少与饮之，令胃气和则愈。若脉浮，小便不利，微热消渴者，与五苓散主之。

伤寒之邪，有离太阳之经，而入阳明之腑者，有离太阳之标，而入太阳之本者，发汗后，汗出胃干，烦躁饮水者，病去表而之里，为阳明腑热证也。脉浮，小便不利，微热消渴者，病去标而之本，为膀胱腑热证也。在阳明者，热能消水，与水即所以和胃。在膀胱者，水与热结，利水即所以去热。多服暖水汗出者，以其脉浮而身有微热，故以此兼彻其表，昔人谓五苓散为表里两解之剂，非以此耶？

五苓散方　见权变法

按：古法从经腑言，则太阳为经，而膀胱为腑，从标本言，则太阳为标，膀胱为本。病去太阳而之膀胱，所以谓之太阳传本也。然膀胱本病，有水结、血结之不同。水结，宜五苓散，导水泄热；血结，宜桃核承气及抵当汤丸，导血除热，具如下文。

发汗已，脉浮数烦渴者，五苓散主之。

伤寒汗出而渴者，五苓散主之。不渴者，茯苓甘草汤主之。

发汗已，脉浮数烦渴者，太阳经病传府，寒邪变热之候。故与五苓散，导水泄热。王宇泰云：太阳，经也，膀胱，腑也。膀胱者，溺之室也，故东垣以渴为膀胱经本病。然则治渴者，当泻膀胱之热，泻膀胱之热者，利小便而已矣。然腑病又有渴与不渴之异，由腑阳有盛与不足之故也。渴者，热盛思水，水与热得，故宜五苓散导水泄热；不渴者，热虽入里，不与水结，则与茯苓甘草汤，行阳化气。此膀胱热盛热微之辨也。

茯苓甘草汤方

茯苓二两　桂枝二两，去皮　生姜二两，切　甘草一两，炙

上四味，以水四升，煮取二升，去滓，分温三服。

太阳病不解，热结膀胱，其人如狂。血自下，下者愈。其外不解者，尚未可攻，当先解外。外解已，但少腹急结者，乃可攻之。宜桃核承气汤。

太阳之邪，不从表出，而内传于腑，与血相搏，名曰蓄血，其人当如狂，所谓蓄血在下，其人如狂是也。其证当下血，血下则热随血出而愈，所谓血病见血自愈也。如其不愈而少腹急结者，必以法攻而去之。然其外证不解者，则尚未可攻，攻之恐血去而邪复入里也。是必先解其外之邪，而后攻其里之血，所谓从外之内而盛于内者，先治其外，而后调其内也。以下三条，并太阳传本、热邪入血、血蓄下焦之证，与太阳传本、热与水结、烦渴小便不利之证，正相对照，所谓热邪传本者，有水结、血结之不同也。

桃核承气汤方

桃核五十枚，去皮尖　桂枝二两，去皮　芒硝二两　甘草二两，炙　大黄四两

上五味，以水七升，煮取二升五合，去滓，内芒硝，更上火微沸，下火。先食，温服五合，日三服，当微利。

愚按：此即调胃承气汤加桃仁、桂枝，为破瘀逐血之剂。缘此证热与血结，故以大黄之苦寒，荡实除热为君，芒硝之咸寒，入血软坚为臣，桂枝之辛温，桃仁之辛润，擅逐血散邪之长为使，甘草之甘，缓诸药之势，俾去邪而不伤正为佐也。

太阳病，六七日，表证仍在，脉微而沉，反不结胸，其人发狂者，以热在下焦，少腹当硬满，小便自利者，下血乃愈。所以然者，以太阳随经，瘀热在里故也。抵当汤主之。

此亦太阳热结膀胱之证。六七日，表证仍在，而脉微沉者，

病未离太阳之经，而已入太阳之腑也。反不结胸，其人发狂者，热不在上，而在下也。少腹硬满，小便自利者，不结于气而结于血也，下血则热随血去，故愈。所以然者，太阳，经也，膀胱，府也，太阳之邪，随经入里，与血俱结于膀胱，所谓经邪入腑，亦谓之传本是也。抵当汤中，水蛭、虻虫，食血去瘀之力倍于芒硝，而又无桂枝之甘辛，甘草之甘缓，视桃仁承气汤为较峻矣。盖血自下者，其血易动，故宜缓剂以去未尽之邪；瘀热在里者，其血难动，故须峻药以破固结之势也。

抵当汤方

水蛭三十个，熬　虻虫三十个，熬，去翅　大黄四两，酒浸　桃仁三十个，去皮尖

上四味为末，以水五升，煮取三升，去滓，温服一升。不下，再服。

太阳病，身黄，脉沉结，少腹硬，小便不利者，为无血也。小便自利，其人如狂者，血证谛也。抵当汤主之。

身黄，脉沉结，少腹硬，水病、血病皆得有之。但审其小便不利者，知水与热蓄，为无血而有水，五苓散证也。若小便自利，其人如狂者，乃热与血结，为无水而有血，抵当汤证也。设更与行水，则非其治矣。仲景以太阳热入膀胱，有水结、血结之分，故反复明辨如此。

伤寒有热，少腹满，应小便不利，今反利者，为有血也。当下之，不可余药，宜抵当丸。

有热，身有热也，身有热而少腹满，亦太阳热邪传本之证。膀胱者，水溺所由出，其变为小便不利，今反利者，乃血瘀而非水结，如上条抵当汤下之之例也。云不可余药者，谓非抵当丸，不能以治之耳。

抵当丸方

水蛭二十个　虻虫二十五个　大黄三两　桃仁二十个，去皮尖

上四味，杵，分为四丸，以水一升，煮一丸，取七合，服

之，晬时当下血。若不下者，更服。

愚按：此条证治与前条大同，而变汤为丸，未详何谓。尝考其制，抵当丸中水蛭、虻虫，减汤方三分之一，而所服之数，又居汤方十分之六，是缓急之分，不特在汤丸之故矣。此其人必有不可不攻，而又有不可峻攻之势，如身不发黄，或不脉沉结之类，仲景特未明言耳。有志之士，当不徒求之语言文字中也。

卷二　太阳篇下

太阳救逆法第四 计六十四条

论胸结脏结之异三条

问曰：病有结胸，有脏结，其状如何？答曰：按之痛，寸脉浮，关脉沉，名曰结胸也。何谓脏结？答曰：如结胸状，饮食如故，时时下利，寸脉浮，关脉小细沉紧，名曰脏结。舌上白胎滑者，难治。

此设为问答，以辨结胸、脏结之异。结胸者，邪结胸，按中之则痛❶。脏结者，邪结肠间，按之亦痛。如结胸者，谓如结胸之按而痛也。然胸高而脏下，胸阳而脏阴，病状虽同，而所处之位则不同。是以结胸不能食，脏结则饮食如故；结胸不必下利，脏结则时时下利，结胸关脉沉，脏结则更小细紧。而其病之从表入里，与表犹未尽之故，则又无不同。故结胸、脏结，其寸脉俱浮也。舌上白胎滑者，在里之阳不振，入结之邪已深。结邪非攻不去，而脏虚又不可攻，故曰难治。

脏结无阳证，不往来寒热，其人反静，舌上胎滑者，不可攻也。

邪结在脏，必阳气内动，或邪气外达，而后可施攻取之法。若无阳证，不往来寒热，则内动外达之机俱泯，是以其人反静，

❶ 邪结胸，按中之则痛：来青阁本同。千顷堂本作“邪结胸中，按之则痛”。

其舌胎反滑，邪气伏而不发，正气弱而不振，虽欲攻之，无可攻已。盖即上文难治之端，而引其说如此。

病胁下素有痞，连在脐旁，痛引少腹，入阴筋者，此名脏结，死。

脏结之证，不特伤寒，即杂病亦有之。曰胁下素有痞，则其病久而非暴矣；曰连在脐旁，痛引少腹，入阴筋，则其邪深而非浅矣。既深且久，攻之不去，补之无益，虽不卒死，亦无愈期矣，故曰死。

论结胸及痞之源一条

病发于阳而反下之，热入因作结胸。病发于阴而反下之，因作痞。所以成结胸者，以下之太早故也。

此原所以结胸与痞之故。病发于阳者，邪在阳之经，病发于阴者，邪在阴之经也。阳经受邪，郁即成热，其气内陷，则为结胸。阴经受邪，未即成热，其气内陷，则作痞。所以然者，病邪在经，本当发散，而反下之，里气则虚，邪气因入，与饮相搏而为病也。要之阳经受邪，原有可下之例，特以里未成实，而早行下法，故有结胸之变证，审其当下而后下之，何至是哉！仲景复申明所以成结胸之故，而不及痞，岂非以阴经受邪，则无论迟早，俱未可言下耶。

论结胸证治十条

太阳病，脉浮而动数，浮则为风，数则为热，动则为痛，数则为虚。头痛发热，微盗汗出，而反恶寒者，表未解也。医反下之，动数变迟，膈内拒痛，胃中空虚，客气动膈，短气躁烦，心中懊侬，阳气内陷，心下因硬，则为结胸，大陷胸汤主之。若不结胸，但头汗出，余无汗，剂颈而还，小便不利，身必发黄也。

脉浮动数，皆阳也，故为风、为热、为痛而数，则有正为邪迫，失其常度之象，故亦为虚。头痛发热，微盗汗出，而复恶寒，为邪气在表，法当发散，而反下之，正气则虚，邪气乃陷。动数变迟者，邪自表而入里，则脉亦去阳而之阴也。膈内拒痛者，邪欲入而正拒之，正邪相击则为痛也。胃中空虚，客气动膈者，胃气因下而里虚，客气乘虚而动膈也。短气躁烦，心中懊侬者，膈中之饮为邪所动，气乃不舒，而神明不宁也。由是阳邪内陷，与饮相结，痞硬不消，而结胸之病成矣。大陷胸汤，则正治阳邪内结胸中之药也。若其不结胸者，热气散漫，既不能从汗而外泄，亦不得从溺而下出，蒸郁不解，浸淫肌体，势必发黄也。

大陷胸汤方

大黄六两　芒硝一升　甘遂一钱匕

上三味，水六升。先煮大黄，取二升，去滓，内芒硝，煮一二沸，内甘遂末，温服一升，得快利，止后服。

按：大陷胸与大承气，其用有心下与胃中之分。以愚观之，仲景所云心下者，正胃之谓，所云胃中者，正大小肠之谓也。胃为都会，水谷并居，清浊未分，邪气入之，夹痰杂食，相结不解，则成结胸。大小肠者，精华已去，糟粕独居，邪气入之，但与秽物结成燥粪而已。大承气专主肠中燥粪，大陷胸并主心下水食；燥粪在肠，必藉推逐之力，故须枳、朴，水食在胃，必兼破饮之长，故用甘遂。且大承气先煮枳、朴，而后内大黄，大陷胸先煮大黄，而后内诸药。夫治上者制宜缓，治下者制宜急，而大黄生则行速，熟❶则行迟，盖即一物，而其用又有不同如此。

伤寒六七日，结胸热实，脉沉而紧。心下痛，按之石硬者，大陷胸汤主之。

邪气内结，既热且实，脉复沉紧，有似大承气证。然结在心下，而不在腹中，虽按之石硬而痛，亦是水食互结，与阳明之燥粪不同。故宜甘遂之破饮，而不宜枳、朴之散气，如上条之

❶ 熟：底本及来青阁本原误作“热”，据医理改。

说也。

伤寒十余日，热结在里，复往来寒热者，与大柴胡汤。但结胸无大热者，此为水结在胸胁也。但头微汗出者，大陷胸汤主之。

热结在里，而复往来寒热，是谓表里俱实，不得以十余日之久而独治其里也，故宜大柴胡表里两解之法。若但结胸而无大热，如口燥渴、心烦等证者，此为水饮结在胸胁之间，所谓水结胸者是也。盖邪气入里，必挟身中所有，以为依附之地，是以在肠胃则结于糟粕，在胸膈则结于水饮，各随其所有而为病耳。水结在胸，而但头汗出者，邪膈于上而气不下通也，故与大陷胸汤，以破饮而散结。

太阳病，重发汗，而复下之，不大便五六日，舌上燥而渴，日晡所小有潮热，从心下至少腹硬满而痛不可近者，大陷胸汤主之。

汗下之后，津液重伤，邪气内结。不大便五六日，舌上燥而渴，日晡所小有潮热，皆阳明胃热之征也。从心下至少腹硬满而痛不可近，则不特征诸兆，抑且显诸形矣。乃不用大承气而用大陷胸者，亦以水食互结，且虽至少腹，而未离心下故也。不然，下证悉具，下药已行，何以不臣枳、朴而臣甘遂哉？

结胸者，项亦强，如柔痉状，下之则和，宜大陷胸丸。

痉病之状，颈项强直。结胸之甚者，热与饮结，胸膈紧贯，上连于项，但能仰而不能俯，亦如痉病之状也。曰柔而不曰刚者，以阳气内陷者，必不能外闭，而汗常自出耳。是宜下其胸中结聚之实，则强者得和而愈。然胸中盛满之邪，固非小陷胸所能去，而水热互结之实，亦非承气汤所可治，故与葶苈之苦，甘遂之辛，以破结饮而泄气闭，杏仁之辛，白蜜之甘，以缓下趋之势，而去上膈之邪，其芒硝、大黄，则资其软坚荡实之能。

大陷胸丸方

大黄半斤　葶苈半斤　芒硝半斤　杏仁半升，去皮尖，熬上四味，捣筛二味，内杏仁、芒硝，合研加脂，和散，取如弹丸一枚，别捣甘遂末一钱匕，白密二合，水二升，煮取一升，温顿服之。一宿乃下。如不下，更服，取下为效，禁如药法。

按：汤者，荡也，荡涤邪秽，欲使其净尽也。丸者，缓也，和理脏腑，不欲其速下也。大陷胸丸，以荡涤之体，为和缓之用。盖以其邪结在胸，而至如柔痉状，则非峻药不能逐之，而又不可以急剂一下而尽，故变汤为丸，煮而并渣服之，及峻药缓用之法，峻则能胜破坚荡实之任，缓则能尽际上迄下之邪也。

小结胸病，正在心下，按之则痛，脉浮滑者，小陷胸汤主之。

胸中结邪，视结胸较轻者，为小结胸。其证正在心下，按之则痛，不似结胸之心下至少腹硬满，而痛不可近也。其脉浮滑，不似结胸之脉沉而紧也。是以黄连之下热，轻于大黄，半夏之破饮，缓于甘遂，瓜蒌之润利，和于芒硝，而其蠲除胸中结邪之意，则又无不同也，故曰小陷胸汤。

小陷胸汤方

黄连一两　半夏半升，洗　瓜蒌实大者一枚

上三味，以水六升，先煮瓜蒌实，取三升，去滓。内诸药，煮取二升，去滓，分温三服。

病在阳，应以汗解之，反以冷水潠之，若灌之，其热被劫不得去，弥更益烦，肉上粟起，意欲饮水，反不渴者，服文蛤散。若不差者，与五苓散。寒实结胸，无热证者，与三物小陷胸汤，白散亦可服。

病在阳者，邪在表也，当以药取汗，而反以冷水氵巽之，或灌濯之，其热得寒，被劫而又不得竟去，于是热伏水内，而弥更益烦，水居热外，而肉上粟起。而其所以为热，亦非甚深而极盛也，故意欲饮水，而口反不渴。文蛤咸寒而性燥，能去表间水热互结之气。若服之而不差者，其热渐深，而内传入本也。五苓散，辛散而淡渗，能去膀胱与水相得之热。若其外不郁于皮肤，内不传于膀胱，则水寒之气，必结于胸中而成寒实结胸。寒实者，寒邪成实，与结胸热实者不同。审无口燥渴烦等证见者，当与三物白散温下之剂，以散寒而除实也。本文“小陷胸汤”及“亦可服”七字，疑衍。盖未有寒热而仍用黄连、瓜蒌者，或久而变热者，则亦可与服之耳。

文蛤散方

文蛤五两为散，以沸汤和一钱匕服，汤用五合。

三物白散

桔梗三分　贝母三分　巴豆一分，去皮心，熬黑

上三味，为末，内巴豆，更于臼中杵之，以白饮和服。强人半钱匕，羸者减之。病在膈上必吐，在膈下必利。不利，进热粥一杯；利过不止，进冷粥一杯。身热皮粟不解，欲引衣自覆者，若水以潠之、洗之，益令热劫不得出，当汗而不汗则烦。假令汗出已，腹中痛，与芍药三两，如上法。

太阳少阳并病，而反下之，成结胸，心下硬，下利不止，水浆不下，其人心烦。

太阳病未罢❶而并于少阳，法当和散，如柴胡加桂枝之例，而反下之，阳邪内陷，则成结胸，亦如太阳及少阳误下之例也。但邪既上结，则当不复下注，乃结胸心下硬，而又下利不止者，邪气甚盛，而淫溢上下也。于是胃气失其和，而水浆不下，邪气乱其心，而烦扰不宁。所以然者，太少二阳之热，并而入里，充斥三焦心胃之间，故其为病，较诸结胸有独甚焉，仲景不出治法者，非以具❷盛而不可制耶。

结胸证，其脉浮大者，不可下，下之则死。

结胸证，原有可下之例，如大陷胸汤及丸❸诸法是也。若其脉浮大者，心下虽结而表邪犹盛，则不可迳与下法，下之则脏气

❶ 罢：底本、来青阁本及千顷堂本均作“能”，据医理改。
❷ 具：通“俱”，都，皆。《史记·项羽本纪》：“良乃入，具告沛公。”
❸ 丸：原作“九”，据千顷堂本改。

重伤，邪气复入，既不能受，又不可制，则难为生矣，故曰下之则死。

结胸证悉具，烦躁者死，下利者亦死。

伤寒邪欲入而烦躁者，正气与邪争也。邪既结而烦躁者，正气不胜而将欲散乱也。结胸证悉具，谓脉沉紧，心下痛，按之石硬，及不大便，舌上燥而渴，日晡所潮热，如上文所云是也。而又烦躁不宁，则邪结甚深。而正虚欲散，或下利者，是邪气淫溢，际上极下，所谓病胜脏者也，虽欲不死，其可得乎？

痞证七条

脉浮而紧，而复下之，紧反入里，则作痞。按之自濡，但气痞耳。

此申言所以成痞之故。浮而紧者，伤寒之脉，所谓病发于阴也。紧反入里者，寒邪因下而内陷，与热入因作结胸同意。但结胸心下硬满而痛，痞则按之濡而不硬且痛。所以然者，阳邪内陷，止于胃中，与水谷相结则成结胸，阴邪内陷，止于胃外，与气液相结则为痞，是以结胸为实，而按之硬痛；痞病为虚，而按之自濡耳。

心下痞，按之濡，其脉关上浮者，大黄黄连泻心汤主之。

按：成氏云：心下硬，按之痛，关脉沉者，实热也；心下痞，按之濡，关上浮者，虚热也，与大黄、黄连以导其虚热。成氏所谓虚热者，对燥屎而言也，非阴虚阳虚之谓。盖热邪入里，与糟粕相结，则为实热，不与糟粕相结，即为虚热。本方以大黄、黄连为剂，而不用枳、朴、芒硝者，盖以泄热，非以荡实也。麻沸汤者，煮水小沸如麻子，即以煮药，不使尽药力也。

大黄黄连泻心汤方

大黄二两　黄连一两

上二味，以麻沸汤二升渍之，须臾，绞去滓。分温再服。

心下痞，而复恶寒汗出者，附子泻心汤主之。

此即上条而引其说。谓心下痞，按之濡，关脉浮者，当与大黄黄连泻心汤泻心下之虚热。若其人复恶寒而汗出，证兼阳虚不足者，又须加附子以复表阳之气。乃寒热并用，邪正兼治之法也。

附子泻心汤方

大黄二两　黄连一两　黄芩一两　附子一枚，炮去皮，破，别煮取汁

上四味，切三味，以麻沸汤二升渍之，须臾，绞去滓，内附子汁。分温三服。

按此证，邪热有余而正阳不足，设治邪而遗正，则恶寒益甚，或补阳而遗热，则痞满愈增，此方寒热补泻，并投互治，诚不得已之苦心。然使无法以制之，鲜不混而无功矣。方以麻沸汤渍寒药，别煮附子取汁，合和与服，则寒热异其气，生熟异其性，药虽同行，而功则各奏，乃先圣之妙用也。

伤寒五六日，呕而发热者，柴胡汤证具，而以他药下之，柴胡证仍在者，复与柴胡汤。此虽已下之，不为逆，必蒸蒸而振，却发热汗出而解。若心下满而硬痛者，此为结胸也，大陷胸汤主之。但满而不痛者，此为痞，柴胡不中与之，宜半夏泻心汤。

结胸及痞，不特太阳误下有之，即少阳误下亦有之。柴胡汤证具者，少阳呕而发热，及脉弦口苦等证具在也。是宜和解而反下之，于法为逆。若柴胡证仍在者，复与柴胡汤，和之即愈，此虽已下之，不为逆也。蒸蒸而振者，气内作而与邪争胜，则发热汗出而邪解也。若无柴胡证，而心下满而硬痛者，则为结胸，其满而不痛者，则为痞，均非柴胡所得而治之者矣。结胸宜大陷胸汤，痞宜半夏泻心汤，各因其证而施治也。

半夏泻心汤方

黄芩三两　人参三两　甘草三两　黄连一两　半夏半升，洗　干姜三两　大枣十二枚

上七味，以水一斗，煮取六升，去滓，再煮取三升。温服一

升，日三服。

按：痞者，满而不实之谓。夫客邪内陷，即不可从汗泄，而满而不实，又不可从下夺，故惟半夏、干姜之辛，能散其结，黄连、黄芩之苦，能泄其满，而其所以泄与散者，虽药之能，而实胃气之使也。用参、草、枣者，以下后中虚，故以之益气，而助其药之能也。

伤寒汗出解之后，胃中不和，心下痞硬，干噫食臭，胁下[1]有水气，腹中雷鸣，下利者，生姜泻心汤主之。

汗解之后，胃中不和，既不能运行真气，并不能消化饮食，于是心中痞硬，干噫食臭，《金匮》所谓中焦气未和，不能消谷，故令人噫是也。噫，嗳食气也。胁下有水气，腹中雷鸣下利者，土德不及而水邪为殃也。故以泻心消痞，加生姜以和胃。

按：上条本少阳病，不宜入“太阳篇”中，此条汗解后病，亦不得谓之逆，而俱列于此者，所以备诸泻心之用也。

生姜泻心汤方

生姜四两，切　人参三两　半夏半升，洗　甘草三两，炙　黄芩三两　大枣十二枚，擘黄连一两　干姜一两

上八味，以水一斗，煮取六升，去滓，再煮取三升。温服一升，日三服。

伤寒中风，医反下之，其人下利日数十行，谷不化，腹中雷鸣，心下痞硬而满，干呕，心烦不得安。医见心下痞，谓病不尽，复下之，其痞益甚。此非结热，但以胃中虚，客气上逆，故使硬也。甘草泻心汤主之。

伤寒中风者，成氏所谓伤寒或中风者是也。邪盛于表而反下之，为下利谷不化，腹中雷鸣，为心下痞硬而满，为干呕心烦不得安，是表邪内陷心间，而复上攻下注，非中气空虚，何致邪气淫溢至此哉！医以为结热未去，而复下之，是已虚而益虚也。虚则气不得化，邪愈上逆，而痞硬有加矣，故与泻心消痞，加甘草

[1] 下：原作“干”，据千顷堂本改。

以益中气。

甘草泻心汤方

甘草四两　黄芩三两　干姜三两　黄连一两　半夏半升，洗　大枣十二枚，擘

上六味，以水一斗，煮取六升，去滓，再煮取三升。温服一升，日三服。

按：生姜泻心汤、甘草泻心汤二方，虽同为治痞之剂，而生姜泻心，意在胃中不和，故主生姜以和胃，甘草泻心，意在下利不止，与客气上逆，故不用人参之增气，而须甘草之安中也。

伤寒大下后，复发汗，心下痞，恶寒者，表未解也，不可攻痞❶，当先解表，表解❷乃可攻痞❸。解表宜桂枝汤❹，攻痞宜大黄黄连泻心汤。

大下复汗，正虚邪入，心下则痞，当与泻心汤如上法矣。若其人恶寒者，邪虽入里，而表犹未罢，则不可迳攻其痞。❺汤解其表，而后以大黄黄连泻心汤攻其痞，不然，恐痞虽解，而表邪复入里为患也，况痞亦未必能解耶。

按：伤寒下后，结胸痞满之外，又有懊憹、烦满、下利等证。盖邪入里而未集，而其位又高，则为懊憹；其已集而稍下者，则为结胸及痞；其最下而亦未结者，则为下利、结胸、痞满。具如上文，凡十六条。以下凡十一条，则备举懊憹、下利诸证也。

懊憹烦满证治六条

发汗吐下后，虚烦不得眠，若剧者，必反覆颠倒，心中懊

❶ 痞：底本无，据《注解伤寒论》改。
❷ 表解：底本无，据《注解伤寒论》改。
❸ 痞：底本无，据《注解伤寒论》改。
❹ 汤：底本无，据《注解伤寒论》改。
❺ 桂枝：原作“枝桂”，据千顷堂本改。

侬，栀子豉汤主之。若少气者，栀子甘草豉汤主之。若呕者，栀子生姜豉汤主之。

发汗吐下后，正气既虚，邪气亦衰，乃虚烦不得眠，甚则反覆颠倒，心中懊侬者，未尽之邪，方入里而未集，已虚之气，欲胜邪而不能，则烦乱不宁，甚则心中懊侬，郁闷而不能自已也。栀子体轻，味苦微寒，豉经蒸罯❶，可升可降，二味相合，能彻散胸中邪气，为除烦止躁之良剂。少气者，呼吸少气不足以息也，甘草之甘可以益气。呕者，气逆而不降也，生姜之辛，可以散逆。得吐则邪气散而当愈，不可更吐以伤其气，故止后服。

栀子豉汤方

栀子十四枚，擘　香豉四合，绵裹

上二味，以水四升，先煮栀子，得二升半，内豉，煮取一升半，去滓，分二服，温进一服。得吐，止后服。

栀子甘草豉汤方

于栀子豉汤内，加入甘草二两。余依前法。

栀子生姜豉汤方

于栀子豉汤内，加入生姜五两。余依前法。

发汗若下之，而烦热，胸中窒者，栀子豉汤主之。

伤寒五六日，大下之后，身热不去，心中结痛者，未欲解也，栀子豉汤主之。

烦热者，心烦而身热也。胸中窒者，邪入胸间而气窒不行也。盖亦汗下后，正虚邪入，而犹未集之证，故亦宜栀子豉汤散邪彻热为主也。心中结痛者，邪结心间而为痛也。然虽结痛而身热不去，则其邪亦未尽入，与结胸之心下痛而身不热者不同。此栀子豉汤之散邪彻热，所以轻于小陷胸之荡实除热也。

伤寒下后，心烦腹满，卧起不安者，栀子厚朴汤主之。

下后心烦，证与上同，而加腹满，则邪入较深矣，成氏所谓邪气壅于心腹之间者是也。故去香豉之升散，而加枳、朴之降

---

❶ 罯：覆盖。

泄。若但满而不烦，而邪入更深，又当去栀子之轻清，而加大黄之沉下矣。此栀子厚朴汤所以重于栀豉而轻于承气也。

栀子厚朴汤方

栀子十四枚，擘　厚朴四两，姜汁炒　枳实四枚，水浸，去穰炒

上三味，以水三升半，煮取一升半，去滓，分二服。温进一服，得吐者，止后服。

伤寒，医以丸药大下之，身热不去，微烦者，栀子干姜汤主之。

大下后，身热不去，证与前同。乃中无结痛，而烦又微而不甚。知正气虚，不能与邪争，虽争而亦不能胜之也。故以栀子彻胸中陷入之邪，干姜复下药损伤之气。

栀子干姜汤方

栀子十四枚　干姜二两

上二味，以水三升半，煮取一升半，去滓，分二服。温进一服，得吐，止后服。

凡用栀子汤，病人旧微溏者，不可与服之。

病人旧微溏者，未病之先，大便本自微溏，为里虚而寒在下也。栀子汤，本涌泄胸中客热之剂，旧微溏者，中气不固，与之，恐药气乘虚下泄，而不能上达，则膈热反因之而深入也，故曰不可与服之。

下利脉证五条

太阳病，桂枝证，医反下之，利遂不止。脉促者，表未解也。喘而汗出者，葛根黄连黄芩汤主之。

太阳中风发热，本当桂枝解表，而反下之，里虚邪入，利遂不止，其脉则促，其证则喘而汗出。夫促为阳盛，脉促者，知表未解也。无汗而喘，为寒在表；喘而汗出，为热在里也。是其邪陷于里者十之七，而留于表者十之三。其病为表里并受之病，故

其法亦宜表里两解之法。葛根黄连黄芩汤，葛根解肌于表，芩、连清热于里，甘草则合表里而并和之耳。盖风邪初中，病为在表，一入于里，则变为热矣。故治表者，必以葛根之辛凉；治里者，必以芩、连之苦寒也。而古法汗者不以偶，下者不以奇，故葛根之表，则数多而独行，芩、连之里，则数少而并须，仲景矩矱，秩然不紊如此。

葛根黄连黄芩汤方

葛根半斤　甘草二两，炙　黄芩二两　黄连三两

上四味，以水八升，先煮葛根，减二升，内诸药，煮取二升，去滓，分温再服。

太阳病，外证未除，而数下之，遂协热而利。利下不止，心下痞硬，表里不解者，桂枝人参汤主之。

太阳误下自利，而又表里不解，与上条同。然曰数下，则气屡伤矣；曰利下不止，则虚复甚矣。虽心下痞硬，亦是正虚失运之故，是宜桂枝之辛，以解其表，参、术、姜、草之甘温，以安其里，而不可以葛根攻表，亦不得以芩、连利治，如上条之例矣。

桂枝人参汤方

桂枝四两　干姜三两　白术三两　人参三两　炙甘草四两

上五味，以水九升，先煮四味，取五升，内桂，更煮取三升，温服一升，日再，夜一服。

伤寒，医下之，续得下利清谷不止，身疼痛者，急当救里；后身疼痛，清便自调者，急当救表。救里宜四逆汤，救表宜桂枝汤。

伤寒下后，邪气变热，乘虚入里者，则为挟热下利。其邪未入里而脏虚生寒者，则为下利清谷，各因其人邪气之寒热，与脏气之阴阳而为病也。身疼痛者，邪在表也。然脏气不充，则无以为发汗散邪之地，故必以温药，舍其表而救其里。服后清便自调，里气已固，而身痛不除，则又以甘辛发散为急，不然，表之

邪又将入里而增患矣。而救里用四逆，救表用桂枝，与“厥阴篇”下利、腹胀满身疼痛条略同，彼为寒邪中阴，此为寒药伤里，而其温中散邪，先表后里之法则一也。

太阳病，二三日，不能卧，但欲起，心下必结，脉微弱者，此本有寒分也。反下之，若利止，必作结胸；未止者，四日复下之，此作协热利也。

太阳病，二三日，为病未久也。不能卧，但欲起者，心下结满，卧则气愈壅而不安也。脉微弱，阳气衰少也。夫二三日，为病未久，则寒未变热，而脉又微弱，知其结于心下者，为寒分而非热分矣。寒分者，病属于寒，故谓寒分，犹《金匮》所谓血分、气分、水分也。寒则不可下，而医反下之，里虚寒入，必为下利不止。若利止，必作结胸者，寒邪从阳之化，而上结于阳位也。若未止，四日复下之者，寒已变热，转为协热下利，故须复下，以尽其邪，所谓在下者，引而竭之也。总之，寒邪中人，久必变热，而邪不上结，势必下注，仲景反覆[1]详论，所以诏示后人者深矣。

伤寒服汤药，下利不止，心下痞硬，服泻心汤已，复以他药下之，利不止。医以理中与之，利益甚。理中者，理中焦，此利在下焦，赤石脂禹余粮汤主之。复利不止者，当利其小便。

汤药，亦下药也。下后下利痞硬，泻心汤是已，而复以他药下之，以虚益虚，邪气虽去，下焦不约，利无止期，故不宜参、术、姜、草之安中，而宜赤脂、禹粮之固下也。乃服之而利犹不止，则是下焦分注之所，清浊不别故也，故当利其小便。

赤石脂禹余粮汤方

赤石脂一斤，碎　**禹余粮**一斤，碎

上二味，以水六升，煮取二升，去滓。分温三服。

[1] 覆：通“复”。《新唐书·选举志》：“覆试多不中选。”

下后诸变证治八条

太阳病下之，其脉促，不结胸者，此为欲解也。脉浮者，必结胸也。脉紧者，必咽痛。脉弦者，必两胁拘急。脉细数者，头痛未止。脉沉紧者，必欲呕。脉沉滑者，协热利。脉浮滑者，必下血。

此因结胸，而并详太阳误下诸变。谓脉促为阳盛，而不结于胸，则必无下利痞满之变，其邪将从外解。若脉浮者，下后邪已入里，而犹在阳分，则必作结胸矣。脉紧者，太阳之邪，传入少阴之络，故必咽痛，所为脉紧者属少阴。又邪客于足少阴之络，令人咽痛，不可内食是也。脉弦者，太阳之邪传入少阳之经，故必两胁拘急，所为尺寸俱弦者，少阳受病，其脉循胁络于耳故也。脉细为气少，数为阳脉，气不足而阳有余，乃邪盛于上也，故头痛未止。脉沉为在里，紧为寒脉，邪入里而正不容，则内为格拒，故必欲呕。脉沉滑者，热胜而在下也，故协热利。脉浮滑者，阳胜而阴伤也，故必下血。经曰：不宜下而更攻之，诸变不可胜数，此之谓也。以下并太阳下后之证，而或胸满，或喘，或烦惊谵语，或胁痛发黄，是结胸、痞满、烦躁、下利外，尚有种种诸变如此。

太阳病，下之后，脉促胸满者，桂枝去芍药汤主之。若微恶寒者，去芍药方中，加附子汤主之。

阳邪被抑，不复浮盛于表，亦未结聚于里，故其胸满，其脉促。促者，数而时一止也。夫促为阳脉，胸中为阳之府，脉促胸满，则虽误下，而邪气仍在阳分，故以桂、甘、姜、枣甘辛温药，从阳引而去之，去芍药者，恐酸寒气味，足以留胸中之邪，且夺桂枝之性也。若微恶寒者，其人阳不足，必加附子，以助阳气而逐阳邪，设徒与前法，则药不及病，虽病不增剧，亦必无济矣。

桂枝去芍药汤方

于桂枝汤内，去芍药。余依前法。

桂枝去芍药加附子汤方

于桂枝汤方内，去芍药，加附子一枚，炮去皮，破八片。余依前法。

太阳病，下之微喘者，表未解故也，桂枝加厚朴杏仁汤主之。喘家作，桂枝汤，加厚朴、杏仁佳。

太阳误下，无结胸下利诸变，而但微喘，知其里未受病，而其表犹未解，胸中之气为之不利也。故与桂枝汤，解表散邪，加厚朴、杏仁，下气定喘。然喘之为病，所关非细，而误下之后，其变实多。仲景此条，盖可以互证，而难以独引，亦如太阳病，脉浮者，可发汗，宜麻黄汤之文也，学者辨诸。

太阳病，下之后，其气上冲者，可与桂枝汤，方用前法。若不上冲者，不可与之。

病在太阳，而反下之，正气遂虚，邪气则陷，乃其气反上冲者，阳邪被抑而复扬，仍欲出而之表也。故可与桂枝汤，从阳引而去之，因其轻而扬之之意也。用前法者，即啜热稀粥，以助药力之法。盖欲以救被伤之气，而引欲出之邪耳。若不上冲者，邪已内陷，不复外攻，当随脉证而调其内，不可更以桂枝攻其表也。

伤寒八九日，下之，胸满烦惊，小便不利，谵语，一身尽重，不可转侧者，柴胡加龙骨牡蛎汤主之。

伤寒下后，其邪有并归一处者，如结胸、下利诸候是也；有散漫一身者，如此条所云诸证是也。胸满者，邪痹于上；小便不利者，邪痹于下；烦惊者，邪动于心；谵语者，邪结于胃，此病之在里者也。一身尽重，不可转侧者，筋脉骨肉并受其邪，此病之在表者也。夫合表里上下而为病者，必兼阴阳合散以为治，方用柴胡、桂枝以解其外而除身重，龙、蛎、铅丹以镇其内而止烦惊，大黄以和胃气、止谵语，茯苓以泄膀胱利小便，人参、姜、枣益气养营卫，以为驱除邪气之本也。如是表里虚实，泛应曲当，而错杂之邪，庶几尽解耳。

柴胡加龙骨牡蛎汤方

半夏二合，洗　柴胡四两　人参　龙骨　铅丹　牡蛎熬　茯苓　桂枝　生姜各一两半　大枣六枚　大黄二两

上十一味，以水八升，煮取四升，内大黄，切如棋子，更煮一二沸，去滓。温服一升。

得病六七日，脉迟浮弱，恶风寒，手足温，医二三下之，不能食，而胁下满痛，面目及身黄，颈项强，小便难者，与柴胡汤，后必下重。本渴而饮水呕者，柴胡汤不中与也，食谷者哕。

病六七日，脉浮不去，恶风寒不除，其邪犹在表也。医反二三下之，胃气重伤，邪气入里，则不能食而胁下满痛，且面目及身黄，颈项强，小便难。所以然者，其人脉迟弱而不数，手足温而不热，为太阴本自有湿，而热又入之，相得不解，交蒸互郁，而面目身体悉黄矣。颈项强者，湿痹于上也；胁下满痛者，湿聚于中也；小便难者，湿不下走也，皆与热相得之故也。医以其胁下满痛，与柴胡汤以解其邪。后必下重者，邪外解而湿下行，将欲作利也。设热湿并除，则汗液俱通而愈矣，何至下重哉？本渴而饮水呕者，《金匮》所谓先渴却呕者，为水停心下，此属饮家也。饮在心下，则食谷必哕，所谓诸呕吐，谷不得下者，小半夏汤主之是也，岂小柴胡所能治哉？

本以下之，故心下痞，与泻心汤，痞不解，其人渴而口燥烦，小便不利者，五苓散主之。

下后成痞，与泻心汤，于法为当矣。乃痞不解，而其人口燥烦渴，小便不利者，此非痞也，乃热邪与水蓄而不行也。水蓄不行，则土失其润而口燥烦渴，下迷其道而小便不利，泻心汤不中与矣。五苓散，散水泄热，使小便利，则痞与烦渴俱止耳。

下后，不可更行桂枝汤。汗出而喘，无大热者，可与麻黄杏子甘草石膏汤。

此与汗后不可更行桂枝汤条大同，虽汗下不同，其为邪入肺中则一，故其治亦同。

误汗下及吐后诸变脉证十三条

本发汗而复下之，此为逆也；若先发汗，治不为逆。本先下之，而反汗之，此为逆也；若先下之，治不为逆。

此泛言汗下之法，各有所宜，当随病而施治，不可或失其度也。如头痛发热恶寒者，本当发汗而反下之，是病在表而治其里也，故曰逆；腹满便闭恶热者，本当下之而反汗之，是病在里而治其表也，故亦为逆。若审其当汗而汗之，或当下而下之，则亦何逆之有？《外台》云：表病里和，汗之则愈，下之则死；里病表和，下之则愈，汗之则死。不可不慎也。

太阳病，先发汗不解，而复下之，脉浮者不愈。浮为在外而反下之，故令不愈。今脉浮，故知在外，当须解外则愈，宜桂枝汤主之。

既汗复下，邪气不从表散，而又不从里出者，以其脉浮而邪在外，故虽复下之，而病不愈也。夫病在外者，仍须从外引而去之，今虽已汗下，而其脉仍浮，知其邪犹在外，故须桂枝汤解散外邪则愈。“少阳篇”云：柴胡汤证具，而以他药下之，柴胡证仍在者，复与柴胡汤，必蒸蒸而振，却发热汗出而解。与此同意，所当互参。

太阳病，先下之而愈，因复发汗，以此表里俱虚，其人因致冒，冒家汗出自愈。所以然者，汗出表和故也。得里未和，然后复下之。

下之则伤其里，汗之则伤其表，既下复汗，表里俱虚，而邪仍不解，其人则因而为冒。冒，昏冒也，以邪气蔽其外，阳气被郁，欲出不能，则时自昏冒，如有物蒙蔽之也。若得汗出，则邪散阳出，而冒自愈。《金匮》云：冒家欲解，必大汗出也。然亦正气得复，而后汗自出耳，岂可以药强发之哉！若汗出冒解，而里未和者，然后复下之，以和其里，所谓里病表和，下之而愈是也。

大下之后，复发汗，小便不利者，亡津液故也。勿治之，得小便利，必自愈。

既下复汗，重亡津液，大邪虽解，而小便不利，是未可以药利之。俟津液渐回，则小便自行而愈。若强利之，是重竭其阴也，况未必即利耶。

下之后，复发汗，必振寒，脉微细。所以然者，以内外俱虚故也。

振寒，振栗而寒也。脉微为阳气虚，细为阴气少，既下复汗，身振寒而脉微细者，阴阳并伤而内外俱虚也。是必以甘温之剂和之、养之为当矣。

下之后，复发汗，昼日烦躁不得眠，夜而安静，不呕、不渴，无表证，脉沉微，身不大热者，干姜附子汤主之。

大法：昼静夜剧，病在肾阴；夜静昼剧，病在胃阳。汗下之后，昼日烦躁不得眠；夜而安静者，邪未尽而阳已虚。昼日阳虚欲复，而与邪争，则烦躁不得眠，夜而阴旺阳虚，不能与邪争，则反安静也。不呕不渴，里无热也，身无大热，表无热也，而又无头痛恶寒之表证，其脉又不浮而沉，不洪而微，其为阳气衰少无疑，故当与干姜、附子，以助阳虚而逐残阴也。以上三条，并是汗下后小便不利者，伤其阴也；振寒脉微细者，阴阳并伤也；昼日烦躁不得眠，夜而安静者，伤阳而不及阴也，于此见病变之不同。

干姜附子汤方

干姜一两　附子一枚，生用，去皮，切八片

上二味，以水三升，煮取一升，去滓，顿服。

发汗，若下之，病仍不解，烦躁者，茯苓四逆汤主之。

发汗若下，不能尽其邪，而反伤其正，于是正气欲复而不得复，邪气虽微而不即去，正邪交争，乃生烦躁，是不可更以麻、桂之属逐其邪，及以栀、豉之类止其烦矣。是方干姜、生附之辛，所以散邪，茯苓、人参、甘草之甘，所以养正，乃强主弱客之法也。

茯苓四逆汤方

茯苓六两　人参一两　干姜一两半　甘草二两，炙　附子一枚，生用，去皮，破八片

上五味，以水五升，煮取三升，去滓。温服七合，日三服。

按：汗下后烦躁一证，悉是正虚邪扰之故，而有邪多虚少，或虚多邪少之分。邪多者，宜逐邪以安正；虚多者，宜助正以逐邪。仲景既著栀豉汤之例，复列茯苓四逆之法，其于汗下后烦躁一证，虚实互举，补泻不遗如此，学者所当究心也。

伤寒，胸中有热，胃中有邪气，腹中痛，欲呕吐者，黄连汤主之。

此上中下三焦俱病，而其端实在胃中。邪气即寒淫之气，胃中者，冲气所居，以为上下升降之用者也。胃受邪而失其和，则升降之机息，而上下之道塞矣，成氏所谓阴不得升而独治其下，为下寒，腹中痛；阳不得降而独治于上，为胸中热，欲呕吐者是也。故以黄连之苦寒，以治上热，桂枝之甘温，以去下寒，上下既平，升降乃复。然而中焦不治，则有升之而不得升，降之而不得降者矣，故必以人参、半夏、干姜、甘草、大枣以助胃气而除邪气也。此盖痞证之属，多从寒药伤中后得之，本文虽不言及，而其为误治后证可知，故其药亦与泻心相似，而多桂枝耳。

黄连汤方

黄连　桂枝去皮　干姜　甘草炙，各三两　人参二两　半夏半升，洗　大枣十二枚，擘

上七味，以水一斗，煮取六升，去滓。温服一升，日三服，夜二服。

太阳病，当恶寒发热，今自汗出，不恶寒发热，关上脉细数者，以医吐之故也。一二日吐之者，腹中饥，口不能食；三四日

吐之者，不喜糜粥，欲食冷食，朝食暮吐，以医吐之所致也，此为小逆。

病在表而医吐之，邪气虽去，胃气则伤，故自汗出，无寒热而脉细数也。一二日，胃气本和，吐之则胃空思食，故腹中饥，而胃气因吐而上逆，则又口不能食也。三四日，胃气生热，吐之则其热上动，故不喜糜粥，欲食冷食，而胃气自虚，不能消谷，则又朝食而暮吐也。此非病邪应尔，以医吐之所致。曰小逆者，谓邪已去而胃未和，但和其胃，则病必自愈。

伤寒吐下后，复发汗，虚烦，脉甚微，八九日，心下痞硬，胁下痛，气上冲咽喉，眩冒，经脉动惕者，久而成痿。

吐下复汗，津液叠伤，邪气陷入，则为虚烦。虚烦者，正不足而邪扰之为烦，心不宁也。至八九日，正气复，邪气退，则愈，乃反心下痞硬，胁下痛，气上冲咽喉，眩冒者，邪气搏饮，内聚而上逆也。内聚者，不能四布，上逆者，无以逮下。夫经脉者，资血液以为用者也，汗吐下后，血液之所存几何，而复搏结为饮，不能布散诸经，譬如鱼之失水，能不为之时时动惕耶。且经脉者，所以纲维一身者也，今既失浸润于前，又不能长养于后，必将筋膜干急而挛，或枢折胫纵而不任地，如《内经》所云脉痿筋痿之证也，故曰久而成痿。

太阳病吐之，但太阳病当恶寒，今反不恶寒，不欲近衣，此为吐之内烦也。

病在表而吐之，邪气虽去，胃气生热，则为内烦。内烦者，热从内动而生烦也。

太阳病，过经十余日，心下温温欲吐，而胸中痛，大便反溏，腹微满，郁郁微烦，先此时自极吐下者，与调胃承气汤。若不尔者，不可与。但欲呕，胸中痛，微溏者，此非柴胡证，以呕，知极吐下也。

过经者，病过一经，不复在太阳矣，详见“阳明篇”中。心下温温欲吐而胸中痛者，上气因吐而逆，不得下降也，与病人欲吐者不同。大便溏而不实者，下气因下而注，不得上行也，与大便本自溏者不同。设见腹满，郁郁微烦，知其热积在中者犹甚，则必以调胃承气，以尽其邪矣。邪尽则不特腹中之烦满释，即胸中之呕痛亦除矣，此因势利导之法也。若不因吐下而致者，则病人欲吐者，与大便自溏者，均有不可下之戒，岂可漫与调胃承气汤哉！但欲呕，腹下痛，有似柴胡证，而系在极吐下后，则病在中气，非柴胡所得而治者矣。所以知其为极吐大下者，以大便溏而仍复呕也，不然，病既在下，岂得复行于上哉！

太阳病三日，已发汗，若吐、若下、若温针，仍不解者，此为坏病，桂枝不中与也。观其脉证，知犯何逆，随证治之。

若，与或同，言或汗、或吐、或下、或温针，而病仍不解，即为坏病，不必诸法杂投也。坏病者，言为医药所坏，其病形脉证不复如初，不可以原法治也，故曰桂枝不中与也。须审其脉证，知犯何逆，而后随证依法治之。

火逆十条

脉浮，宜以汗解。用火灸之，邪无从出，因火而盛，病从腰以下必重而痹，名火逆也。

脉浮者，病在表，不以汗解，而以火攻，肌凑未开，则邪无从出，反因火气而热乃盛也。夫阳邪被迫而不去者，则必入而之阴，痛从腰以下，重而痹者，邪因火迫而在阴也，故曰火逆。

微数之脉，慎不可灸，因火为邪，则为烦逆，追虚逐实，血散脉中，火气虽微，内攻有力，焦骨伤筋，血难复也。

脉微数者，虚而有热，是不可以火攻，而反灸之，热得火气，相合为邪，则为烦逆。烦逆者，内烦而火逆也。血被火迫，谓之追虚，热因火动，谓之逐实，由是血脉散乱而难复，筋骨焦枯而不泽，火之为害何如耶？

脉浮，热甚，反灸之，此为实。实以虚治，因火而动，必咽燥唾血。

此火邪迫血而血上行者也。脉浮热甚，此为表实，古法泻多用针，补多用灸，医不知而反灸之，是实以虚治也。两实相合，迫血妄行，必咽燥而唾血。

太阳病，以火熏之，不得汗，其人必躁，到经不解，必圊血，名为火邪。

此火邪迫血而血下行者也。太阳表病，用火熏之，而不得汗，则邪无从出，热气内攻，必发躁也。六日传经尽，至七日则病当解，若不解，火邪迫血，下走肠间，则必圊血。圊血，便血也。

太阳伤寒者，加温针，必惊也。

寒邪在表，不以汗解，而以温针，心虚热入，必作惊也。成氏曰：温针损营血而动心气。

太阳病中风，以火劫发汗，邪风被火热，血气流溢，失其常度，两阳相熏灼，其身发黄。阳盛则欲衄，阴虚则小便难，阴阳俱虚竭，身体则枯燥。但头汗出，剂颈而还，腹满微喘，口干咽烂，或不大便，久则谵语，甚者至哕，手足躁扰，捻衣摸床。小便利者，其人可治。

风为阳邪，火为阳气，风火交煽，是为两阳，阳盛而热胜为发黄。阳盛则血亡而阴竭，为欲衄，为小便难也。阴阳俱虚竭，非阳既盛而复虚也，盛者，阳邪自盛，虚者，阳气自虚也。身体枯燥以下，并阴阳虚竭，火气熏灼之征，于法不治。乃小便本难而反利，知其阴气未绝，犹可调之使复也，故曰其人可治。

太阳病，二日，反躁，反熨其背，而大汗出。火热入胃，胃中水竭，躁烦，必发谵语。十余日，振栗，自下利者，此为欲解也。故其汗从腰已下不得汗，欲小便不得，反呕，欲失溲，足下恶风，大便硬，小便当数，而反不数，反多，大便已，头卓然而痛，其人足心必热，谷气下流故也。

太阳病二日，不应发躁而反躁者，热气行于里也，是不可以火攻之，而反熨其背，汗出热入，胃干水竭，为躁烦，为谵语，势有所必至者。至十余日，火气渐衰，阴气复生，忽振栗，自下利者，阳得阴而和也，故曰欲解。因原其未得利时，其人从腰以下无汗，欲小便不得者，阳不下通于阴也；反呕者，阳邪上逆也；欲失溲，足下恶风者，阳上逆，足下无气也；大便硬，津液不下行也，诸皆阳气上盛，升而不降之故。及乎津液入胃，大便得行，于是阳气暴降而头反痛，谷气得下而足心热，则其腰下有汗，小便得行可知。其不呕不失溲，又可知矣。

火逆下之，因烧针烦躁者，桂枝甘草龙骨牡蛎汤主之。

火逆复下，已误复误，又加烧针，火气内迫，心阳内伤，则生烦躁。桂枝、甘草，以复心阳之气，牡蛎、龙骨，以安烦乱之神。此与下条参看更明。

桂枝甘草龙骨牡蛎汤方

桂枝　炙甘草各一两　**牡蛎　龙骨**各二两

上为末，以水五升，煮取二升半，去滓。温服八合，日三服。

伤寒脉浮，医以火迫劫之，亡阳，必惊狂，起卧不安者，桂枝去芍药加蜀漆牡蛎龙骨救逆汤主之。

阳者，心之阳，即神明也。亡阳者，火气通于心，神被火迫而不守。此与发汗亡阳者不同，发汗者，摇其精则厥逆，筋惕肉瞤，故当用四逆；被火者，动其神则惊狂，起卧不安，故当用龙蛎。其去芍药者，盖欲以甘草急复心阳，而不须酸味更益营气也，与发汗后，其人叉手自冒心，心下悸，欲得按者，用桂枝甘草汤同意。蜀漆，即常山苗，味辛，能去胸中邪结气。此证火气内迫心胞，故须之以逐邪而安正耳。

桂枝去芍药加蜀漆牡蛎龙骨救逆汤方

桂枝三两　**生姜**三两，切　**蜀漆**三两，洗去腥　**甘草**二两，炙　**牡蛎**五两，熬　**龙骨**四两　**大枣**十二枚，擘

上为末，以水一斗二升。先煮蜀漆减二升，内诸药，煮取三

升，去滓，温服一升。

烧针令其汗，针处被寒，核起而赤者，必发奔豚。气从少腹上冲心者，灸其核上各一壮，与桂枝加桂汤。

烧针发其汗，针处被寒者，故寒虽从汗而出，新寒复从针孔而入也。核起而赤者，针处红肿如核，寒气所郁也。于是心气因汗而内虚，肾气乘寒而上逆，则发为奔豚，气从少腹上冲心也。灸其核上，以杜再入之邪，与桂枝加桂，以泄上逆之气。

桂枝加桂汤方

于桂枝汤方内，更加桂三两，共五两，余依前法。

太阳类病法第五计三十三条

温病一条

太阳病，发热而渴，不恶寒者，为温病。

此温病之的证也。温病者，冬春之月，温暖太甚，所谓非节之暖，人感之而即病者也。此正是伤寒对照处。伤寒变乃成热，故必传经而后渴；温邪不待传变，故在太阳而即渴也。伤寒，阳为寒郁，故身发热而恶寒；温病，阳为邪引，故发热而不恶寒也。然其脉浮，身热，头痛，则与伤寒相似，所以谓之伤寒类病云。

风温一条

若发汗已，身灼热者，名曰风温。风温为病，脉阴阳俱浮，自汗出，身重多眠睡，鼻息必鼾，语言难出。若被下者，小便不利，直视失溲。若被火者，微发黄色，剧则如惊痫，时瘛疭。若火熏之，一逆尚引日，再逆促命期。

此风温之的脉的证也，亦是伤寒反照处。伤寒，寒邪伤在表，汗之则邪去而热已。风温，温与风得，汗之则风去而温胜，故身灼热也。且夫风温之病，风伤阳气而温损阴气，故脉阴阳俱浮，不似伤寒之阴阳俱紧也。风泄津液，而温伤肺气，故自汗出身重，不同伤寒之无汗而体痛也。多眠睡者，热胜而神昏也。鼻息鼾，语言难出者，风温上壅，凑于肺也。是当以辛散风而凉胜温。乃不知而遽下之，则适以伤脏阴而陷邪气，脏阴阳，则小便难，目直视；邪气陷，则时复失溲也。被火如温针灼艾之属，风温为阳邪，火为阳气，以阳遇阳，所谓两阳相熏灼，其身必发黄也。然火微则熏于皮肤，而身发黄色，火剧则逼入心脏，而如发惊痫，且风从火出，而时时瘛疭，乃所以为逆也。若已被火而复以火熏之，是谓逆而再逆。一逆尚延时日，再逆则促命期，此医家之大罪也。仲景示人风温、温病之大戒如此。

按："伤寒序例"云：从霜降以后，至春分以前，凡有触冒霜露，体中寒即病者，谓之伤寒。至冬有非节之暖者，名曰冬温。冬温之毒，与伤寒大异。从立春节后，其中无暴大寒，又不冰雪，而有人壮热为病者，此属春时阳气发外，冬时伏寒变为温病。从春分以后，至秋分节前，天有暴寒者，皆为时行寒疫也。又曰：若更感异气，变为他病者，当依坏证病而治之。若脉阴阳俱盛，重感于寒者，变为温疟。阳脉浮滑，阴脉濡弱者，更遇于风，变为风温。阳脉洪数，阴脉实大者，更遇温热，变为温毒，温毒为病最重也。阳脉濡弱，阴脉弦紧者，更遇温气，变为温疫。夫所谓冬温寒疫者，皆非其时而有其气，即所谓天行时气也。所谓变为温病者，乃是冬时伏寒，发于春时，阳气即春温也。所谓变为温疟者，本是温热之病，重感新寒，热为寒郁，故为疟也。所谓变为风温者，前风未绝，而后风继之，以阳遇阳，相得益炽也。所谓变为温毒者，前热未已，而又感温热，表里皆热，蕴隆为患，故谓毒也。所谓变为温疫者，本有温病，而又感厉气，故为温疫也。夫治病者，必先识病，欲识病者，必先正名，名正而后证可辨、法可施矣。惜乎方法并未专详，然以意求之，无不可得，在人之致力何如耳。

痉病七条

太阳病，发热无汗，反恶寒者，名曰刚痉。太阳病，发热汗出，不恶寒者，名曰柔痉。

此分痉病刚柔之异，以无汗恶寒者，为阴为刚，有汗不恶寒者，为阳为柔，阴性劲切，而阳性舒散也。然必兼有头动面赤、口噤、背反张、颈项强等证，仲景不言者，以痉字该之也。不然，何异太阳中风伤寒证，而谓之痉证耶。《活人》亦云：痉证发热恶寒，与伤寒相似，但其脉沉迟弦细，而项背反张为异耳。

太阳病，发热，脉沉而细者，名曰痉，为难治。

太阳脉本浮，今反沉者，风得湿而伏也。痉脉本紧弦，今反细者，真气适不足也。攻则正不能任，补则邪不得去，此痉病之难治者也。

太阳病，发汗太多，因致痉。

痉病有太阳风寒不解，重感寒湿而成者，亦有亡血竭气，损伤阴阳，筋脉不荣而变成痉者。病在太阳，发汗太多，因致成痉，知其为液脱筋急之痉，而非风淫湿郁之痉矣。经云：气主煦之，血主濡之。又云：阳气者，精则养神，柔则养筋。阴阳既衰，筋脉失其濡养，而强直不柔也。此痉病标本虚实之辨也。

病者身热足寒，颈项强急，恶寒，时头热面赤，目赤，独头动摇，卒口噤，背反张者，痉病也。

痉病不离乎表，故身热恶寒。痉为风强病，而筋脉受之，故口噤，头项强，背反张，脉强直，经云：诸暴强直，皆属于风也。头热足寒，面目赤，头动摇者，风为阳邪，其气上行而又主动也。

按：以上五条，王叔和本编入痉湿暍篇中，在三百九十七法之外，兹特录之，所以广类病之法也。以下二条，系太阳原文，而实为痉病，故移置此篇，以资辨证，非好为变乱前文也，学者辨诸。

太阳病，项背强几几，反汗出恶风者，桂枝加葛根汤主之。

太阳病，项背强几几，无汗恶风，葛根汤主之。

二条本是痉症，而有表虚表实之分。表实者无汗，表虚者汗反自出，即所谓刚痉、柔痉也。然痉，筋病也，亦风病也，故虽有刚柔之异，而其项背强几几、恶风则一也。几几，项强连背，不能展顾之貌。桂枝加葛根汤，如太阳桂枝汤例，葛根汤，如太阳麻黄汤例，而并加葛根者，以项背几几，筋骨肌肉，并痹而不用，故加葛根以疏肌肉之邪，且并须桂、芍、姜、枣，以通营卫之气。

桂枝加葛根汤方

葛根四两　桂枝二两，去皮　芍药二两　甘草二两　生姜三两，切　大枣十二枚

上六味，以水一斗，先煮葛根减二升，去上沫，内诸药，煮取三升，去滓，温服一升。覆取微似汗，不须啜粥，余如桂枝汤法。原方有麻黄三两，成氏云：麻黄主表实。后葛根汤证云：太阳病，项背强几几，无汗恶风，葛根汤主之。药性正与此方同。其无汗者，当用麻黄，今自汗出，恐不加麻黄，但加葛根也。葛根汤方见正治法下。

湿病五条

太阳病，关节疼痛而烦，脉沉而细者，此名湿痹。其候小便不利，大便反快，但当利其小便。

湿为六淫之一，故其感人，亦如风寒之先在太阳，但风寒伤于肌腠，而湿则流入关节，风脉浮，寒脉紧，而湿脉则沉而细，湿性濡滞而气重者，故名湿痹，痹者，闭也。然中风者，必先有

内风，而后召外风，中湿者，亦必先有内湿，而后感外湿。由其人平日土德不及，而湿动于中，由是气化不速，而湿侵于外，外内合邪，为关节疼痛，为小便不利，大便反快。治之者，必先逐内湿，而后可以除外湿，故当利其小便，东垣亦云：治湿不利小便，非其治也。

湿家之为病，一身尽疼，发热，身色如熏黄。

湿外盛者，其阳必内郁，湿外盛为身疼，阳内郁则发热，热与湿合，交蒸互郁，则身色如熏黄。熏黄者，如烟之熏，色黄而晦，湿气沉滞故也。若热黄则黄而明，所谓身黄如橘子色也。

湿家，其人但头汗出，背强，欲得被覆向火。若下之早则哕，或胸满，小便不利。舌上如胎者，以丹田有热，胸上有寒。渴欲得水，而不能饮，则口燥烦也。

寒湿居表，阳气不得外通，而但上越，为头汗出，为背强，欲得被覆向火，是宜用温药以通阳，不可与攻法以逐湿，乃反下之，则阳更被抑而哕乃作矣，或上焦之阳不布，而胸中满，或下焦之阳不化，而小便不利，随其所伤之处而为病也。舌上如胎者，本非胃热，而舌上津液燥聚如胎之状，实非胎也。盖下后，阳气反陷于下，而寒湿仍聚于上，于是丹田有热，而渴欲得水，胸上有寒，而复不能饮，则口舌燥烦，而津液乃聚耳。

湿家下之，额上汗出，微喘，小便利者，死。若下利不止者，亦死。

湿病在表者，宜汗，在里者，宜利小便，苟非湿热蕴积成实，未可遽用下法。额汗出，微喘，阳已离而上行，小便利，下利不止，阴复决而下走，阴阳离决，故死。一作小便不利者死，谓阳上浮而阴不下济也，亦通。

湿家病，身疼痛，发热，面黄而喘，头痛，鼻塞而烦，其脉大，自能饮食，腹中和无病，病在头中寒湿，故鼻塞，内药鼻中则愈。

寒湿在上，则清阳不布。身疼头痛鼻塞者，湿上盛也，发热面黄烦喘者，阳被郁也。而脉大，则非沉细之比，腹和无病，则非小便不利，大便反快之比，是其病不在腹中而在头，疗之者，宜但治其头而无犯其腹。内药鼻中，如瓜蒂散之属，使黄水出，则寒湿去而愈，不必服药，以伤其中也。

风湿四条

病者一身尽疼，发热，日晡所剧者，此名风湿。此病伤于汗出当风，或久伤取冷所致也。

一身尽疼，发热者，湿也；日晡所剧者，风也。盖湿无来去，而风有休作，故疼痛发热，每至日晡则剧也。成氏曰：若汗出当风而得之者，则先客湿而后感风；若久伤取冷所致者，则先感风而后客湿。风与湿合，故曰此名风湿。

问曰：风湿相搏，一身尽疼痛，法当汗出而解，值天阴雨不止，医云此可发汗，汗之病不愈者，何也？答曰：发其汗，汗大出者，但风气去，湿气在，是故不愈也。若治风湿者，发其汗，但微微似欲汗出者，风湿俱去也。

风湿虽并为六淫之一，然风无形而湿有形，风气迅而湿气滞，值此雨淫湿胜之时，自有风易却而湿难驱之势，而又发之速而驱之过，宜其风去而湿不与俱去也。故欲湿之去者，但使阳气内蒸而不骤泄，肌肉关节之间，充满流行，而湿邪自无地可容矣。此发其汗，但微微似欲汗出之旨欤。

以上七条，亦从王叔和痉湿暍篇中录出，非太阳原文也。

伤寒八九日，风湿相搏，身体疼烦，不能自转侧，不呕不渴，脉浮虚而涩者，桂枝附子汤主之。若其人大便硬，小便自利者，去桂枝加白术汤主之。

伤寒至八九日之久，而身痛不除，至不能转侧，知不独寒淫为患，乃风与湿相合而成疾也。不呕不渴，里无热也。脉浮虚而涩，风湿外持，而卫阳不振也。故于桂枝汤，去芍之酸寒，加附子之辛温，以振阳气而敌阴邪。若大便坚，小便自利，知其人在表之阳虽弱，而在里之气自治，则皮中之湿，所当驱之于里，使从水道而出，不必更出之表，以危久弱之阳矣。故于前方去桂枝之辛散，加白术之苦燥，合附子之大力健行者，于以并走皮中，而逐水气，此避虚就实之法也。

桂枝附子汤方

桂枝四两，去皮　生姜二两，切　大枣十二枚，擘　甘草二两，炙　附子三枚，炮，去皮，破八片

上五味，以水六升，煮取二升，去滓，分温三服。

风湿相搏，骨节烦疼掣痛，不得屈伸，近之则痛剧，汗出短气，小便不利，恶风不欲去衣，或身微肿者，甘草附子汤主之。

此亦湿胜阳微之证，其治亦不出助阳驱湿，如上条之法也。盖风湿在表，本当从汗而解，而汗出表虚者，不宜重发其汗。恶风不欲去衣，卫虚阳弱之征，故以桂枝、附子助阳气，白术、甘草崇土气。云得微汗则解者，非正发汗也，阳胜而阴自解耳。

甘草附子汤方

甘草二两，炙　附子二枚，炮，去皮，破　白术二两　桂枝四两，去皮

上四味，以水六升，煮取三升，去滓。温服一升，日三服。初服得微汗而解，能食汗出，复烦者，服五合，多者宜服六七合，为妙。

暍病三条

太阳中暍者，发热恶寒，身重而疼痛，其脉弦细而迟，小便已，洒洒然毛耸，手足逆冷，小有劳，身即热，口开，前板齿燥。若发其汗，则恶寒甚。加温针，则发热甚。数下之，则淋甚。

中暍，即中暑，暑亦六淫，太阳受之，则为寒热也。然暑，阳邪也，乃其证反身重疼痛，脉反弦细而迟者，虽名中暍，而实

兼湿邪也。小便已，洒洒毛耸者，太阳主表，内合膀胱，便已而气馁也。手足逆冷者，阳内聚而不外达，故小有劳，即气出而身热也。口开前板齿燥者，热盛于内，而气淫于外也。盖暑虽阳邪，而气恒与湿相合，阳求阴之义也。暑因湿入，而暑反居湿之中，阴包阳之象也。治之者，一如分解风湿之法，辛以散湿，寒以清暑可矣。若发汗则徒伤其表，温针则更益其热，下之则热且内陷，变证随出，皆非正治暑湿之法也。

太阳中热者，暍是也。汗出恶寒，身热而渴也。

中热，亦即中暑，暍即暑之气也。恶寒者，热气入则皮肤缓，腠理开，开则洒洒然寒，与伤寒恶寒者不同。汗出发热而渴，知其表里热炽，胃阴待涸，求救于水，乃中暑而无湿者之证也。

太阳中暍，身热疼重，而脉微弱，此以夏月伤冷水，水行皮中所致也。

暑之中人也，阴虚而多火者，暑即寓于火之中，为汗出而烦渴；阳虚而多湿者，暑即伏于湿之内，为身热而疼重。故暑病恒以湿为病，而治湿即所以治暑。故《金匮》以一物瓜蒂，去身面四肢之水，水去而暑无所依，将不治而自解，此中暑兼湿之证也。

霍乱十一条

问曰：病有霍乱者何？答曰：呕吐而利，名曰霍乱。

此设为问答，以明霍乱之病。谓邪在上者多吐，邪在下者多利，邪在中焦，上逆为呕吐，复下注而利者，则为霍乱。霍乱，挥霍撩乱，成于顷刻，变动不安，而其发热恶寒，亦与阳明相类也。

问曰：病发热头痛，身疼恶寒，吐利者，此属何病？答曰：此名霍乱。自吐下，又利止，复更发热也。

此即上条之意而详言之。盖霍乱之病，本自外来，以其人中气不足，邪得乘虚入里，伤于脾胃而作吐利，所以有发热头痛，身疼恶寒之证。或邪气直侵脾胃，先自吐下，迨利止里和，则邪气复还之表，而为发热。今人吐利之后，往往发热烦渴者是也。

伤寒脉微而涩者，本是霍乱，今是伤寒，却四五日，至阴经上转入阴，必利。本呕下利者，不可治也。欲似大便而反矢气，仍不利者，属阳明也，便必硬，十三日愈。所以然者，经尽故也。

脉微为少气，涩为无血，伤寒脉不应微涩，而反微涩者，以其为霍乱吐下之后也。本是霍乱，今是伤寒者，吐不止而复更发热，如上条所云也，热则邪还于表，常从阳而解矣。乃四五日，至阴经上转入阴必利者，邪气不从阳而解，而复入阴为利也。夫霍乱之时，既呕且利，里气已伤，今邪转入里而复作利，则里气再伤，故不可治。若欲大便而反矢气，仍不利者，胃气复而成实，邪气衰而欲退也，故可期之十三日愈。所以然者，十二日经气再周，大邪自解，更过一日，病必愈耳。

下利后，当便硬，硬则能食者，愈。今反不能食，到后经中颇能食，复过一经能食，过之一日当愈。不愈者，不属阳明也。

下利后便硬者，病从太阴而转属阳明也。阳明病，能食者为胃和，不能食者为胃未和，是以下利后，便硬而能食者，愈。或始先不能食，继复转而能食者，过于前一日亦愈。其不愈者，则病不属阳明，虽能食，不得为胃和，故病不愈也。

恶寒，脉微而利，利止亡血也。四逆加人参汤主之。

恶寒脉紧者，寒邪在外也，恶寒脉微者，阳虚而阴胜也，则其利为阴寒而非阳热，其止亦非邪尽而为亡血矣。故当与四逆以温里，加人参以补虚益血也。按此条本非霍乱证，仲景以为霍乱之后，多有里虚不足而当温养者，故特隶于此欤。

四逆加人参汤方

于四逆汤方内，加人参一两。余依四逆汤法服。

霍乱，头痛发热，身疼痛，热多欲饮水者，五苓散主之；寒多不用水者，理中丸主之。

霍乱该吐下而言，头痛发热，身疼痛，则霍乱之表证也，而有热多寒多之分，以中焦为阴阳之交，故或从阳而多热，或从阴而多寒也。热多则渴欲饮水，故与五苓散，去水而泄热；寒多则不能胜水而不欲饮，故与理中丸，燠土以胜水。

理中丸方

人参三两　甘草三两　白术三两　干姜三两

上四味，捣筛为末，蜜和丸，如鸡黄大，以沸汤数合，和一丸，碎研，温服之。日三，夜二服。腹中未热，益至三四丸。然不及汤，汤法：以四物依两数切，用水八升，煮取三升，去滓，温服一升，日三服。

加减法

若脐上筑者，肾气动也，去术，加桂四两。

脐上筑者，脐上筑筑然跳动，肾气上而之脾也。脾方受气，术之甘能壅脾气，故去之，桂之辛能下肾气，故加之。

吐多者，去术，加生姜三两。

吐多者，气方上壅，甘能壅气，故去术，辛能散气，故加生姜。

下多者，还用术。悸者，加茯苓二两。

下多者，脾气不守，故须术以固之。悸者，肾水上逆，故加茯苓以导之。

渴欲得水者，加术，足前成四两半。

渴欲得水者，津液不足，白术之甘，足以生之。

腹中痛者，加人参，足前成四两半。

腹中痛者，里虚不足，人参之甘，足以补之。

寒者加干姜，足前成四两半。

寒者，腹中气寒也，干姜之辛，足以温之。

腹满者，去术，加附子一枚。服汤后如食顷，饮热粥一升许，微自温，勿发揭衣被。

腹满者，气滞不行也，气得甘则壅，得辛则行，故去术加附子。

吐利止，而身痛不休者，当消息和解其外，宜桂枝汤小和之。

吐利止，里已和也，身痛不休者，表未解也，故须桂枝和解其外，所谓表病里和，汗之则愈也。曰消息，曰小和之者，以吐利之余，里气已伤，故必消息其可汗而后汗之，亦不可大汗，而可小和之也。

吐利汗出，发热恶寒，四肢拘急，手足厥逆者，四逆汤主之。

此阳虚霍乱之候。发热恶寒者，身虽热而恶寒，身热为阳格之假象，恶寒为虚冷之真谛也。四肢拘急，手足厥逆者，阳气衰少，不柔于筋，不温于四末也。故宜四逆汤，助阳气而驱阴气。

既吐且利，小便复利，而大汗出，下利清谷，内寒外热，脉微欲绝者，四逆汤主之。

此亦虚冷霍乱之候。四肢拘急，手足厥冷，虚冷之著于外者也；下利清谷，脉微欲绝，虚冷之著于里者也，而其为霍乱则一。故吐利汗出，内寒外热，与上条同，而其用四逆驱内胜之阴，复外散之阳，亦无不同也。

吐下已断，汗出而厥，四肢拘急，脉微欲绝者，通脉四逆加猪胆汁汤主之。

吐下已止，阳气当复，阴邪当解，乃汗出而厥，四肢拘急，而又脉微欲绝，则阴无退散之期，阳有散亡之象，于法为较危矣。故于四逆加干姜一倍，以救欲绝之阳。而又虑温热之过，反为阴气所拒而不入，故加猪胆汁之苦寒，以为向导之用，《内经》盛者从之之意也。

四逆加猪胆汁汤方

于四逆汤方内，加入猪胆汁半合，余依前法服。如无猪胆，以羊胆代之。

吐利发汗，脉平，小烦者，以新虚不胜谷气故也。

吐利之后，发汗已而脉平者，为邪已解也。邪解则不当烦，而小烦者，此非邪气所致，以吐下后，胃气新虚，不能消谷，谷盛气衰，故合小烦。是当和养胃气，而不可更攻邪气者也。

饮证一条

病如桂枝证，头不痛，项不强，寸脉微浮，胸中痞硬，气上冲咽喉不得息者，此为胸有寒也。当吐之，宜瓜蒂散。

此痰饮类伤寒证。寒为寒饮，非寒邪也，《活人》云：痰饮之为病，能令人憎寒发热，状类伤寒，但头不痛，项不强为异，正此之谓。脉浮者，病在膈间，而非客邪，故不盛而微也。胸有寒饮，足以阻清阳而碍肺气，故胸中痞硬，气上冲咽喉，不得息也。经曰：其高者因而越之。《千金》云：气浮上部，顿塞心胸，胸中满者，吐之则愈。瓜蒂散，能吐胸中与邪相结之饮也。

瓜蒂散方

瓜蒂熬黄　赤小豆各一分，即粮食中蟹眼紧细之赤豆是也。

上二味，各别捣筛为散，合治之，取一钱匕，以香豉一合，用热汤七合，煮作稀糜，去滓，取汁，和散，温顿服之。不吐者，少少加，得快吐乃止。诸亡血虚家，不可与之。

卷三　阳明篇上

辨列阳明条例大意

太阳病从外入，是以经病多于腑病。若阳明则腑病多于经病，以经邪不能久留，而腑邪常聚而不行也，故仲师以胃家实为阳明正病。本篇先列腑病于前，次列经病于后，遵先圣之法也。而经病有传经、自受之不同，腑病有宜下、宜清、宜温之各异，详见各条，要皆不出为正治之法也。此为上篇，凡五十条。其次则为明辨法。盖阳明以胃实为病之正，以攻下为法之的，而其间有经腑相连，虚实交错，或可下，或不可下，或可下而尚未可下，及不可大下之时，故有脉实，潮热，转失气，小便少等辨及外导、润下等法。又其次为杂治法，谓病变发黄、蓄血诸候，非复阳明胃实，及经邪留滞之时，所可比例，或散或下，所当各随其证，而异其治者也。此为下篇，凡三十三条。

阳明正治法第一

阳明腑病证十二条

阳明之为病，胃家实也。

胃者，汇也，水谷之海，为阳明之腑也。胃家实者，邪热入胃，与糟粕相结而成，实非胃气自盛也。凡伤寒腹满便闭，潮热，转失气，手足濈濈汗出等证，皆是阳明胃实之证也。

问曰：病有太阳阳明，有正阳阳明，有少阳阳明，何谓也？答曰：太阳阳明者，脾约是也。正阳阳明者，胃家实是也。少阳阳明者，发汗，利小便已，胃中燥烦实，大便难是也。

太阳阳明者，病在太阳，而兼阳明内实，以其人胃阳素盛，脾阴不布，屎小而硬，病成脾约，于是太阳方受邪气，而阳明已成内实也。正阳阳明者，邪热入胃，糟粕内结，为阳明自病，《活人》所谓病人本谷盛气实是也。少阳阳明者，病从少阳而转属阳明，得之发汗，利小便，津液去，而胃燥实，如本论所谓伤寒十余日，热结在里，复往来寒热者，与大柴胡汤是也。此因阳明之病，有是三者之异，故设为问答以明之，而其为胃家实则一也。

问曰：阳明病，外证云何？答曰：身热，汗自出，不恶寒，反恶热也。

问曰：病有得之一日，不发热而恶寒者，何也？答曰：虽得之一日，恶寒将自罢，即自汗出而恶热也。

问曰：恶寒何故自罢？答曰：阳明居中，土也，万物所归，无所复传。始虽恶寒，二日自止，此为阳明病也。

经邪未变，故恶寒，入腑则变热而不寒。经邪不能聚，故传入腑，则聚而不传，曰万物所归者，谓邪气离经入腑，聚而不行，如万物之归于土也。是以恶寒为伤寒在表之的证，恶热为阳明入腑之的证。始虽恶寒，不久即止，岂若太阳始终有寒者哉。此三条，并论阳明受病之证也。

问曰：何缘得阳明病？答曰：太阳病发汗，若下，若利小便，此亡津液，胃中干燥，因转属阳明。不更衣，内实，大便难者，此名阳明也。

胃者，津液之腑也，汗、下、利小便，津液外亡，胃中干燥，此时寒邪已变为热，热，犹火也，火必就燥，所以邪气转属阳明也。而太阳转属阳明，其端有二：太阳初得病时，发其汗，汗先出不彻，因转属阳明者，为邪气未尽，而传其病在经。此太阳病，若汗，若下，若利小便，亡津液，胃中干燥，因转属阳明者，为邪气变热，而传其病在腑也。此阳明受病之因也。

伤寒四五日，脉沉而喘满，沉为在里，而反发其汗，津液越出，大便为难，表虚里实，久则谵语。

脉沉，病在里也；喘满，因满而为喘，病之实也。伤寒四五日，病在里而成实，法当攻里，而反发其汗，津液外亡，肠胃内燥，大便为难，所必然矣。表虚里实，亦即表和里病之意。久则谵语者，热气乘虚，必归阳明而成胃实也。

脉阳微而汗出少者，为自和也，汗出多者，为太过。阳脉实，因发其汗出多者，亦为太过。太过为阳绝于里，亡津液，大便因硬也。

脉阳微者，诸阳脉微，即正之虚也。故汗出少者，邪适去而正不伤，为自和，汗出多者，邪虽却而正亦衰，为太过也。阳脉实者，邪之实也。然发其汗出多者，亦为太过，为其津亡于外，而阳绝于里也。夫阳为津液之源，津液为阳之根，汗出过多，津液竭矣，阳气虽存，根本则离，故曰阳绝。阳绝津亡，大便焉得不硬耶。

脉浮而芤，浮为阳，芤为阴，浮芤相搏，胃气生热，其阳则绝。

脉浮为盛于外，脉芤为歉于内。浮为阳，谓阳独盛也，芤为阴，谓阴不足也，浮芤相搏，阳有余而阴不足也。胃液枯竭，内虚生热，虽有阳气，无与为偶，亦如上条之意也，故曰其阳则绝。以上三条，乃因阳明受病之因而申言之，其下三条，则申言阳明受病之证也。

伤寒发热无汗，呕不能食，而反汗出濈濈然者，是转属阳明也。

伤寒转系阳明者，其人濈濈然微汗出也。

发热无汗，为太阳病在表。呕不能食者，邪欲入里而正气拒之也。至汗出濈濈，则太阳之邪，阳明已受之矣，故曰转系阳明。太阳寒在皮毛，腠理闭塞，故无汗；阳明热在肌肉，腠开液泄，故濈然汗自出也。

病人不大便五六日，绕脐痛，烦躁，发作有时者，此有燥屎，故使不大便也。

热结阳明，为不大便五六日，为绕脐痛，烦躁，发作有时，皆燥屎在胃之征。有时，谓阳明王时，为日晡也。阳明燥结，不得大便，意非大承气不为功矣。

调胃承气汤证四条

太阳病三日，发汗不解，蒸蒸发热者，属胃也，调胃承气汤主之。

发汗不解，邪不外散，而欲内传，为太阳而之阳明之候也。蒸蒸发热者，热聚于内，而气蒸于外，与太阳邪郁于外，而热盛于表者不同。故彼宜外解，此宜清里也。然无燥实等证，则所以治之者，宜缓而不宜急矣。调胃者，调其胃气，返于中和，不使热盛气实，而劫夺津气也。

调胃承气汤方见太阳权变法。

伤寒十三日不解，过经谵语者，以有热也，当以汤下之。若小便利者，大便当硬，而反下利，脉调和者，知医以丸药下之，非其治也。若自下利者，脉当微厥，今反和者，此为内实也，调胃承气汤主之。

此亦邪气去太阳而之阳明之证。过经者，邪气去此而之彼之谓，非必十三日不解，而后谓之过经也。观“少阳篇”第二十条云：太阳病，过经十余日，又本篇第六十一条云：此为风也，须下之，过经乃可下之。则是太阳病罢而入阳明，或传少阳者，即谓之过经，其未罢者，即谓之并病耳。谵语，胃有热也，则热当以汤下之。若小便利者，津液偏渗，其大便必硬，而反下利，脉调和者，医知宜下，而不达宜汤之旨，故以丸药下之，非其治也。脉微厥，脉乍不至也。言自下利者，里气不守，脉发微厥，今反和者，以其内实，虽下利而胃有燥屎，本属可下之候也，故当以调胃承气汤下其内热。此条“太阳篇”移入。

阳明病，不吐不下，心烦者，可与调胃承气汤。

病在阳明，既不上涌，又不下泄，而心烦者，邪气在中土，郁而成热也。经曰：上郁则夺之。调胃承气，盖以通土气，非以下燥屎也。

伤寒吐后，腹胀满者，与调胃承气汤。

吐后腹胀满者，邪气不从吐而外散，反因吐而内陷也。然胀形已具，自必攻之使去，而吐后气伤，又不可以大下，故亦宜大黄、甘草、芒硝调之，俾反于利而已。设遇庸工，见其胀满，必以枳、朴为急矣。

小承气汤证二条

太阳病，若吐，若下，若发汗，微烦，小便数，大便因硬者，与小承气汤和之愈。

若，与或同。病在太阳，或吐或下或汗，邪仍不解而兼微烦，邪气不之表而之里也。小便数，大便因硬者，热气不之太阳之本而之阳明之腑。可与小承气，和胃除热为主。不取大下者，以津液先亡，不欲更伤其阴耳。

小承气汤方

大黄四两　**厚朴**二两，去皮，炙　**枳实**三枚，炙

上三味，以水四升，煮取一升二合，去滓，分温二服。初服汤，当更衣，不尔者，尽饮之。若更衣者，勿服之。

阳明病，其人多汗，以津液外出，胃中燥，大便必硬，硬则谵语，小承气汤主之。若一服谵语止，更莫复服。

汗生于津液，津液资于谷气，故阳明多汗，则津液外出也。津液出于阳明，而阳明亦藉养于津液，故阳明多汗，则胃中无液

而燥也。胃燥则大便硬，大便硬则谵语，是宜小承气汤，以和胃而去实。若一服谵语止，更莫复服者，以津液先亡，不欲多下，以竭其阴，亦如上条之意也。

大承气汤证九条

阳明病，谵语，有潮热，反不能食者，胃中必有燥屎五六枚也。若能食者，但硬耳。宜大承气汤下之。

伤寒胃热而虚者，能食，胃寒而实者，则不能食，而阳明病有燥屎者，可攻，无燥屎者，则不可攻。谵语潮热，胃之热也，是当能食，而反不能食者，中有燥屎，气窒而不行，法当大承气下之者也。若能食者，屎未成燥而但硬耳。设欲攻之，则必以小承气和之，如上二条所云而已。本文“宜大承气汤下之”七字，当在“胃中有燥屎”句下。

大承气汤方

大黄四两，酒洗　厚朴半斤，炙，去皮　枳实五枚，炙　芒硝二合

上四味，以水一斗，先煮二物，取五升，去滓，内大黄，煮取二升，去滓，内芒硝，更上微火一两沸，分温再服。得下，余勿服。

病人小便不利，大便乍难乍易，时有微热，喘冒不能卧者，有燥屎也，宜大承气汤。

小便不利者，其大便必溏，而有燥屎者，水液虽还入胃，犹不足以润之，故大便乍有难时，而亦乍有易时也。若时有微热，喘冒不得卧，则热气外攻内扰，而复上逆，知其聚于中者，盛也，故曰有燥屎也。大便虽有易时，亦必以大承气为主矣。

大下后，六七日不大便，烦不解，腹满痛者，此有燥屎也。所以然者，本有宿食故也。宜大承气汤。

大下之后，胃气复实，烦满复增者，以其人本有宿食未去，邪气复得而据之也。不然，下后胃虚，岂得更与大下哉！盖阳明

病，实则邪易聚而不传，虚则邪不得聚而传。是以虽发潮热，而大便溏者，邪气转属少阳，为胸胁满不去；虽经大下而有宿食者，邪气复集胃中，为不大便，烦满，腹痛有燥屎。而彼与小柴胡，此宜大承气，一和一下，天然不易之法也。小柴胡证见本篇四十一条，宜互参。

伤寒若吐若下后，不解，不大便五六日，上至十余日，日晡所发潮热，不恶寒，独语如见鬼状，若剧者，发则不识人，循衣摸床，惕而不安，微喘直视，脉弦者生，涩者死。微者，但发热谵语者，大承气汤主之。若一服利，止后服。

吐下之后，邪气不从外解，而仍内结，热入胃府，聚而成实，致不大便五六日，或十余日也。阳明内实，则日晡所发潮热，盖申酉为阳明王时，而日晡为申酉时也。表和里病，则不恶寒，伤寒以恶热为里，而恶寒为表也。热气熏心，则独语如见鬼状，盖肾藏于心，而阳明之络通于心也。若热甚而剧者，发则不识人，循衣摸床，惕而不安，微喘直视，是不特邪盛而正亦衰矣。若脉弦，则阴未绝而犹可治，脉涩，则阴已绝而不可治，所谓伤寒阳胜而阴绝者，死也。其热微而未至于剧者，则但发热，谵语，不大便而已，是可以大承气下之而愈也。一服利，止后服者，以热未至剧，故不可过下，以伤其正耳。

二阳并病，太阳证罢，但发潮热，手足热热汗出，大便难而谵语者，下之则愈。宜大承气汤。

此太阳并于阳明之证。然并病有并而未罢之证，虽入阳明，未离太阳，则可汗而不可下，如本篇第三十九条之证是也。此条为并而已罢之证，虽曰并病，实为阳明，故可下而不可汗。潮热，手足执水执水汗出，大便难，谵语，皆胃实之征，故曰下之则愈，宜大承气汤。

阳明少阳合病，必下利，其脉不负者，顺也，负者，失也。互相克贼，名为负也。脉滑而数者，有宿食也，当下之，宜大承气汤。

阳明少阳合病，视太阳阳明合病为尤深矣，故必下利。而阳明土，少阳木，于法又有互相克贼之机，故须审其脉不负者为顺，其有负者为失也，负者，少阳王而阳明衰，谓木胜乘土也。若脉滑而数，则阳明王而少阳负，以有宿食在胃，故邪气得归阳明，而成可下之证。不然，胃虚风动，其下利宁有止期耶？

伤寒六七日，目中不了了，睛不和，无表里证，大便难，身微热者，此为实也。急下之，宜大承气汤。

目中不了了者，目光不精而视物不明也。睛不和者，目直视而不圆转也。六七日，热盛而阴伤，故其证如此。无表里证，无头痛恶寒，而又无腹满谵语等证也。然而大便难，身微热，则实证已具，合之目中不了了，睛不和，其为热极阴伤无疑。故虽无大满大实，亦必以大承气汤急下，见稍迟，则阴竭不复而死耳。

阳明病，发热汗多者，急下之，宜大承气汤。

发热汗多者，热盛于内，而津迫于外也。不下则热不除，不除则汗不止，而阴乃亡矣，故宜急下。然必有实满之证，而后可下，不然，则是阳明白虎汤证，宜清而不宜下矣，学者辨诸。

发汗不解，腹满痛者，急下之，宜大承气汤。

发汗不解，腹满痛者，病去表之里而盛于里矣。夫正气与邪气相击则痛，治之者，如救斗然，迟则正被伤矣，故亦宜急下。

以上下法共十五条。然其间或曰和，或曰下，或曰急下，或一服利，止后服，各随病之大小缓急而异其治，学者所当明辨也。

合论三承气汤方

承者，顺也，顺而承者，地之道也。故天居地上，而常卑而下行，地处天下，而常顺承乎天。人之脾胃，犹地之上也，乃邪热入之，与糟粕结，于是燥而不润，刚而不柔，滞而不行，而失其地之道矣，岂复能承天之气哉！大黄、芒硝、枳、朴之属，涤荡脾胃，使糟粕一行，则热邪毕出，地道既平，天气乃降，清宁复旧矣。曰大、曰小、曰调胃，则各因其制而异其名耳。盖以硝黄之润下，而益以枳、朴之推逐，则其力颇猛，故曰大；其无芒硝，而但有枳、朴者，则下趋之势缓，故曰小；其去枳、朴之苦辛，而加甘草之甘缓，则其力尤缓，但取和调胃气，使归于平而已，故曰调胃。

白虎加人参汤证三条

伤寒病，若吐若下后，六七日不解，热结在里，表里俱热，时时恶风，大渴，舌上干燥而烦，欲饮水数升者，白虎加人参汤主之。

以下三条，王叔和本在“太阳篇”中，今移置此。

伤寒若下若吐后，至七八日不解，而燥渴转增者，邪气去太阳之经，而入阳明之腑也。阳明经为表，而腑为里，故曰热结在里。腑中之热，自内际外，为表里俱热。热盛于内，阴反外居，为时时恶风。而胃者，津液之原也，热盛而涸，则舌上干燥。故既以白虎除热，必加人参以生津，尚从善所谓邪热结而为实者，则无大渴。邪气散漫，熏蒸焦膈，故舌上干燥而烦，大渴欲饮水数升是也。是以白虎承气，并为阳明腑病之方，而承气苦寒，逐热荡实，为热而且实者设，白虎甘寒，逐热生津，为热而不实者设。乃阳明邪热入腑之两大法门也，故从太阳分出三条，并列于此云。

白虎加人参汤，方见太阳斡旋法。

伤寒无大热，口燥渴，心烦，背微恶寒者，白虎加人参汤主之。

无大热，表无大热也。口燥渴心烦，里热极盛也。背微恶寒，与时时恶风同意。盖亦太阳经邪，传入阳明胃腑，熏蒸焦膈之证，故宜白虎加人参，以彻热而生津也。

伤寒脉浮，发热无汗，其表不解者，不可与白虎汤。渴欲饮水，无表证者，白虎加人参汤主之。

前二条，即著白虎之用，此条复示白虎之戒，谓邪气虽入阳明之腑，而脉证犹带太阳之经者，则不可便与白虎汤，与之则适以留表邪，而伤胃气也。而又申之曰，渴欲饮水，无表证者，白虎加人参汤主之。其丁宁❶反覆之意，可谓至矣。

阳明经病脉因证治十一条

伤寒三日，阳明脉大。

邪气并于太阳则浮，并于阳明则大。云三日者，举传经次第之大凡也。又阳明之脉，人迎、趺阳皆是，伤寒三日，邪入阳明，则是二脉当大，不得独诊于右手之附上也。

本太阳病，初得时，发其汗，汗先出不彻，因转属阳明也。

彻，达也，汗虽欲出，而不达于皮肤，则邪不外出而反内入。此太阳之邪，传阳明之经，与汗下后入腑者不同也。

阳明病，脉浮而紧者，必潮热，发作有时。但浮者，必盗汗出。

太阳脉紧，为寒在表，阳明脉紧，为实在里。里实则潮热，发作有时也。若脉但浮而不紧者，为里未实而经有热，经热则盗汗出。盖杂病盗汗，为热在脏，外感盗汗，为邪在经，《易简方》用防风治盗汗不止，此之谓也。

阳明病，反无汗而小便利，二三日，呕而咳，手足厥者，必苦头痛。若不咳不呕，手足不厥者，头不痛。

无汗而小便利，邪不外散，而气但下趋也。二三日，呕而咳者，邪复从上行也。手足厥者，气仍不外达也，故必苦头痛。所以然者，下趋而极，势必上行，外达无由，上攻必猛也。若不咳不呕，则气且下行。手足不厥，则气得四达，何至上逆而头痛哉。读此，可以知阳明邪气上下进退之机。

---

❶ 丁宁：亦作“叮咛”。一再嘱咐。《北史·刘旷传》：“人有诤讼者，辄丁宁晓以义理，不加绳劾。”

阳明病，口燥，但欲漱水不欲咽者，此必衄。

阳明口燥，欲饮水者，热在气而属腑。口燥，但欲漱水不欲咽者，热在血而属经，经中热甚，血被热迫，必妄行为衄也。

脉浮发热，口干鼻燥，能食者则衄。

脉浮发热，口干鼻燥，亦热邪壅盛于经之证。能食者，风多热迫，安得不胜阴血被衄耶。

阳明病，脉迟，汗出多，微恶寒者，表未解也。可发汗，宜桂枝汤。

阳明病，脉浮，无汗而喘者，发汗则愈，宜麻黄汤。

此二条，乃风寒初中阳明之证，其见证与太阳中风伤寒相类，而阳明比太阳稍深。故中风之脉，不浮而迟，伤寒之脉，不紧而浮。以风寒之气，入肌肉之分，则闭固之力少，而壅遏之力多也。而其治法，则必与太阳少异，见有汗而恶寒者，必桂枝可解，无汗而喘者，非麻黄不发矣。

二阳并病，太阳初得病时，发其汗，汗先出不彻，因转属阳明，续自微汗出，不恶寒。若太阳病证不罢者，不可下，下之为逆，如此可小发汗。设面色缘缘正赤者，阳气怫郁在表，当解之、熏之。若发汗不彻，不足言，阳气怫郁不得越，当汗不汗，其人躁烦，不知痛处，乍在腹中，乍在四肢，按之不可得，其人短气但坐，以汗出不彻故也，更发汗则愈。何以知汗出不彻？以脉涩故知也。

此篇从“太阳篇”移入。

二阳并病者，太阳病未罢，而并于阳明也。太阳得病时，发汗不彻，则邪气不得外出，而反内走阳明，此并之由也。续自微汗出，不恶寒，此阳明证续见，乃并之证也。若太阳证不罢者，不可下，下之为逆，所谓本当发汗而反下之，此为逆是也。如是者，可小发汗，以病兼阳明，故不可大汗而可小发，此并病之治也。若发其小汗已，面色缘缘正赤者，阳气怫郁在表而不得越散，当解之熏之，以助其散，又并病之治也。发汗不彻下，疑脱一“彻”字，谓发汗不彻，虽彻而不足云彻，犹“腹满不减，减不足言”之文。汗出不彻，则阳气怫郁不得越，阳不得越，则当汗而不得汗，于是邪无从出，攻走无常，其人躁烦，不知痛处，乍在腹中，乍在四肢，按之而不可得也。短气者，表不得泄，肺气不宣也。坐，犹缘也，言躁烦短气等证，但缘汗出不彻所致。故当更发其汗，则邪气外达而愈，非特熏解所能已其疾矣。以面色缘缘正赤者，邪气怫郁躯壳之表，躁烦短气者，邪气怫郁躯壳之里也，按《内经》云：脉滑者多汗。又曰：脉涩者，阴气少阳气多也。夫汗出于阳而生于阴，因诊其脉涩，而知其汗出不彻也，此又并病之治也。

阳明病，发潮热，大便溏，小便自可，胸胁满不去者，小柴胡汤主之。

潮热者，胃实也，胃实则大便硬，乃大便溏，小便自可，胸胁满不去，知其邪不在于阳明之腑，而入于少阳之经。由胃实而肠虚，是以邪不得聚而复传也。是宜小柴胡以解少阳邪气。

阳明病，胁下硬满，不大便而呕，舌上白胎者，可与小柴胡汤。上焦得通，津液得下，胃气因和，身濈然而汗出解也。

此亦阳明传入少阳之证。胁下硬满而呕，舌上胎白，皆少阳经病见证，虽不大便，不可攻之，亦宜小柴胡，和解少阳邪气而已。夫胁下满痛而呕，则邪方上壅，而津液不得下行，与小柴胡和散其邪，则上焦得通，而胁不满硬矣。津液得下，而呕不作矣。气通津下，胃气因和，便从里出，汗从表出，而邪自涣然冰释矣。是以胃中硬满，不大便，而无少阳证者，可攻，其有少阳证者，虽不大便，亦不可攻而可和也。

阳明病风寒不同证治八条

阳明病，若能食，名中风；不能食，名中寒。

阳明腑病，有传经、自受之异。传经者，风寒已变，其病多热；自受者，风寒初入，其病多冷。而风之与寒，则又有辨。此条盖阳明胃腑自中风寒之辨也。太阳主肌表，故有有汗、无汗之分，阳明为胃腑，故有能食、不能食之辨。风为阳而寒为阴，阳能消谷而阴不能消谷之意也。夫风寒中人，无有常经，是以伤寒不必定自太阳，中寒不必定自三阴。论中凡言阳明中风，阳明病若中寒，及少阳中风，太阴、少阴、厥阴中风等语，皆是本经自受风寒之证，非从太阳传来者也，学者辨诸。

阳明病，若中寒，不能食，小便不利，手足濈然汗出，此欲作固瘕，必大便初硬后溏。所以然者，以胃中冷，水谷不别故也。

手足濈然汗出，于法为胃家实，而寒邪适中，小便复不利，则是胃有坚积，而水寒胜之，所以知其欲作固瘕。固瘕者，胃寒成聚，久泄不已也。以下四条，并阳明胃腑，自中寒邪之证。

脉浮而迟，表热里寒，下利清谷者，四逆汤主之。若胃中虚冷，不能食，与水则哕。

脉迟为寒，而病系阳明，则脉不沉而浮也。寒中于里，故下利清谷，而阳为阴迫，则其表反热也。四逆汤，为复阳散寒之剂，故得主之。而阳明土也，土恶水而喜温，若胃虚且冷，不能纳谷者，土气无权，必不能胜水而禁冷。设与之水，水与寒搏，必发为哕[1]。哕，呃逆也。

食谷欲呕者，属阳明也，吴茱萸汤主之。得汤反剧者，属上焦也。

食谷欲呕，有中焦与上焦之别。盖中焦多虚寒，而上焦多火逆也。阳明中虚，客寒乘之，食谷则呕，故宜吴茱萸汤，以益虚而温胃。若得汤反剧，则仍是上焦火逆之病，宜清降而不宜温养者矣。仲景于疑似之间，细心推测如此。

---

[1] 哕：呃逆，打呃。《素问·阴阳应象大论》："在变动为哕。"宋以后此字的常用义变为呕吐，呃逆之义成为非常用义。

吴茱萸汤方

吴茱萸一斤，洗　人参三两　生姜六两，切　大枣十二枚，擘

上四味，以水七升，煮取二升，去滓。温服七合，日三服。

阳明中风，口苦咽干，腹满微喘，发热恶寒，脉浮而紧。若下之，则腹满，小便难也。

口苦咽干，阳邪内侵也。腹满微喘，里气不行也。发热恶寒，表邪方盛也。夫邪在里者已实，而在表者犹盛，于法则不可下，下之则邪气尽陷，脾乃不化，腹加满而小便难矣。此阳明自中风邪，而表里俱受之证，是以脉浮而紧。盖太阳脉紧，为表有寒，阳明脉紧，为里有实，前第三十条云：阳明病，脉浮而紧者，必潮热，发作有时。意可参考。

阳明中风，脉弦浮大，而短气，腹都满，胁下及心痛，久按之气不通，鼻干，不得汗，嗜卧，一身及面目悉黄，小便难，有潮热，时时哕，耳前后肿。刺之小差，外不解。病过十日，脉续浮者，与小柴胡汤。脉但浮，无余证者，与麻黄汤。若不尿，腹满加哕者，不治。

此条虽系阳明，而已兼少阳，虽名中风，而实为表实，乃阳明少阳邪气闭郁于经之证也。阳明闭郁，故短气腹满，鼻干，不得汗，嗜卧，一身及面目悉黄，小便难，有潮热；少阳闭郁，故胁下及心痛，久按之气不通，时时哕，耳前后肿。刺之小差，外不解者，脉证少平，而大邪不去也。病过十日，而脉续浮，知其邪犹在经，故与小柴胡和解邪气。若脉但浮，而无少阳证兼见者，则但与麻黄汤发散邪气而已。盖以其病兼少阳，故不与葛根而与柴胡，以其气实无汗，故虽中风而亦用麻黄。若不得尿，故腹加满，哕加甚者，正气不化，而邪气独盛，虽欲攻之，神不为使，亦无益矣，故曰不治。

阳明病，但头眩，不恶寒，故能食而咳，其人必咽痛。若不咳者，咽不痛。

但头眩不恶寒，能食而咳者，阳明风邪变热，聚于胃而逆于

肺也。咽居肺上，故必咽痛。若不咳者，肺不受热，则咽必不痛。不恶寒而头眩者，气方外淫而不内炽，亦何至能食而咳哉。

阳明病，能食，小便反不利，大便自调，其人骨节疼，翕然如有热状，奄然发狂，濈然汗出而解者，此水不胜谷气，与汗共并，脉紧则愈。

此阳明风湿为痹之证。《金匮》云：湿痹之候，小便不利，大便反快。又，湿病，关节疼痛而烦是也。奄然发狂者，胃中阳胜，所谓怒狂生于阳也。濈然汗出者，谷气内盛，所为[1]汗出于谷也。谷气盛而水湿不能胜之，则随汗外出，故曰与汗共并。汗出邪解，脉气自和，故曰脉紧则愈。前第四十三条，中寒不能食，所以虽有坚屎，而病成固瘕，此条胃强欲食，所以虽有水湿，而忽从汗散，合而观之，可以知阴阳进退之机。

---

[1] 为：谓，以为。《孟子·公孙丑上》："而子为我愿之乎？"

卷四 阳明篇下

阳明明辨法第二

表里虚实生死之辨九条

病人烦热，汗出则解，又如疟状，日晡所发热者，属阳明也。脉实者，宜下之；脉浮虚者，宜发汗。下之与大承气汤，发汗宜桂枝汤。

烦热，热而烦也，是为在里。里则虽汗出，不当解而反解者，知表犹有邪也。如疟者，寒热往来，如疟之状，是为在表。表则日晡所不当发热，而反发热者，知里亦成实也，是为表里错杂之候。故必审其脉之浮沉，定其邪之所在，而后从而治之。若脉实者，知气居于里，故可下之，使从里出。脉浮而虚者，知气居于表，故可汗之，使从表出。而下药宜大承气汤，汗药宜桂枝汤，则天然不易之法矣。

阳明病，脉浮而紧，咽燥口苦，腹满而喘，发热汗出，不恶寒，反恶热，身重。若发汗则躁，心愦愦，反谵语；若加烧针，必怵惕，烦躁不得眠；若下之，则胃中空虚，客气动膈，心下懊侬，舌上胎白者，栀子豉汤主之。若渴欲饮水，口干舌燥者，白虎加人参汤主之。若脉浮发热，渴欲饮水，小便不利者，猪苓汤主之。

浮而紧，阳明表里之脉然也。咽燥口苦，腹满而喘，发热汗出，不恶寒，反恶热，身重，阳明入里之证然也。是为邪已入里，而气连于表，内外牵制，汗下俱碍。是以汗之而邪不能出于表则躁，心愦愦然昏乱而谵语，火之而热且扰于中，则怵惕烦躁不得眠，下之而邪不尽于里，则胃气徒虚，客气内动，心中懊侬。若舌上胎白者，邪气盛于上焦，故与栀子豉汤，以越胸中之邪，所谓病在胸中，当须吐之是也。若渴欲饮水，口干舌燥者，则邪气不在上而在中，故以白虎加人参，以清胃热，益胃液，所谓热淫于内，治以甘寒也。若脉浮发热，渴欲饮水，小便不利者，邪热不在上中，而独在下，故与猪苓汤，以利水泄热，兼滋阴气，所谓在下者，引而竭之也。

猪苓汤方

猪苓去皮　茯苓　阿胶　滑石碎　泽泻

上五味，各一两，以水四升，先煮四味，取二升，去滓，内阿胶，烊消。温服七合，日三服。

阳明病，汗出多而渴者，不可与猪苓汤。以汗多，胃中燥，猪苓汤复利小便故也。

上条于脉浮发热，渴而小便不利之证，既著猪苓汤之用矣。此条复示猪苓汤之戒，谓虽渴欲饮水，而汗出多者，则不可以猪苓利其小便。所以然者，汗之与溺，同出而异归者也。《灵枢》云：水谷入于口，输于肠胃，其液别为五：天寒衣薄则为溺与气，天暑衣厚则为汗，故虽清浊不同，其为腑中之液则一也。汗出既多，胃液已耗，而复以猪苓利之，是已燥而益燥也，故曰不可与猪苓汤。

阳明病，下之，其外有热，手足温，不结胸，心中懊侬，饥不能食，但头汗出者，栀子豉汤主之。

阳明下后，其邪既不从里而出，又不因下而结。其外有热，手足温者，邪虽陷而未深也。心中懊侬，饥不能食者，热客胸中，而胃虚不能纳谷也。但头汗出者，胸中之热熏蒸于上，而阳受邪气，复不能降而下行也。是为邪气入里，而未成聚之证。故宜栀子豉汤，以御胸中之邪，亦高者因而越之之意也。

阳明病，法多汗，反无汗，其身如虫行皮中状者，此以久虚故也。

阳明者，津液之府也，热气入之，津为热迫，故多汗。反无汗，其身如虫行皮中状者，气内蒸而津不从之也，非阳明久虚之故，何致是哉？

夫实则谵语，虚则郑声。郑声，重语也。

实者，邪气盛也；虚者，精气夺也。邪盛则狂妄多言，变乱不测。正夺者，语不能多，惟平时心事，言讫复言而已，故曰重语。重，犹叠也。

直视谵语，喘满者死。下利者亦死。

直视谵语，为阴竭热盛之候，此为邪气日损，或阴气得守，犹或可治。若喘满，则邪内盛，或下利，则阴内泄，皆死证也。

发汗多，若重发汗者，亡其阳。谵语，脉短者，死；脉自和者，不死。

汗多复汗，阳气重伤，而邪复不解，为谵语而脉短。谵语为邪之盛，脉短为气之少，病盛胜脏，故死。脉自和者，邪气虽盛，而正气犹足相持，故得不死。

阳明病，欲解时，从申至戌上。

申酉戌时，日晡时也。阳明潮热，发于日晡，阳明病解，亦于日晡，则申酉戌为阳明之时。其病者，邪气于是发，其解者，正气于是复也。

阳明可下不可下之辨十五条

阳明病，脉迟，虽汗出不恶寒者，其身必重。短气，腹满而喘，有潮热者，此外欲解，可攻里也。手足濈然而汗出者，此大便已硬也，大承气汤主之。若汗多，微发热恶寒者，外未解也，其热不潮，未可与承气汤。若腹大满不通者，可与小承气汤，微和胃气，勿令大泄下。

伤寒以身热恶寒为在表，身热不恶寒为在里，而阳明病无表证者，可下，有表证者则不可下。此汗出不恶寒、身重短气、腹满而喘、潮热，皆里证也，脉虽迟，犹可攻之。以腹满便闭，里气不行，故脉为之濡滞不利，非可比于迟则为寒之例也。若手足濈然汗出者，阳明热甚，大便已硬，欲攻其病，非大承气不为功矣。若汗多，微发热，恶寒，则表犹未解，其热不潮，则里亦未实，岂可漫与大承气，遗其表而攻其里哉！即腹大满不通，而急欲攻之者，亦宜与小承气微和胃气，而不可以大承气大泄大下，恐里虚邪陷，变证百出，则难挽救矣。以下七条，于可攻证，而复审其小便之多少，大便之溏硬，脉之实与不实，经之过与不过，热之潮与不潮，而后从而治之。故知下法，不可不慎也。

阳明病，潮热，大便微硬者，可与大承气汤，不硬者，不可与之。若不大便，六七日，恐有燥屎。欲知之法，少与小承气汤，汤入腹中，转失气者，此有燥屎，可攻之。若不转失气者，此但初头硬，后必溏，不可攻之，攻之必胀满，不能食也。欲饮水者，与水则哕。其后发热者，必大便复硬而少也，以小承气汤和之。不转失气者，慎不可攻也。

阳明病，有潮热者，为胃实；热不潮者，为胃未实。而大承气汤，有燥屎者，可与，初硬后溏者，则不可与。故欲与大承气，必先与小承气，恐胃无燥屎，邪气未聚，攻之则病未必去，而正已大伤也。服汤后，转失气者，便坚药缓，屎未能出，而气先下趋也，故可更以大承气攻之。不转失气者，胃未及实，但初头硬，后必溏，虽小承气已过其病，况可以大承气攻之哉！胃虚无气，胀满不食，所必至矣。又阳明病，能饮水者为实，不能饮水者为虚，如虽欲饮，而与水则哕，所谓胃中虚冷，欲饮水者，与水则哕也。其后却发热者，知热气还入于胃，则大便硬，而病从虚冷所变，故虽硬而仍少也，亦不可与大承气汤，但与小承气，微和胃气而已。盖大承气为下药之峻剂，仲景恐人不当下而误下，或虽当下而过下，故反覆辨论如此。而又申之曰，不转失气者，慎不可攻也。呜呼！仁人之心，可谓至矣。

阳明病，下之，心中懊憹而烦，胃中有燥屎者，可攻；腹微满，初头硬，后必溏，不可攻之。若有燥屎者，宜大承气汤。

阳明下后，心中懊憹而烦，胃中有燥屎者，与阳明下后，心中懊憹，饥不能食者有别矣。彼为邪扰于上，此为热实于中也。热实则可攻，故宜大承气。若腹微满，初头硬，后必溏者，热而不实，邪未及结，则不可攻，攻之必胀满不能食也。

阳明病，谵语，发潮热，脉滑而疾者，小承气汤主之。因与承气汤一升，腹中转失气者，更服一升，若不转失气，勿更与之。明日不大便，脉反微涩者，里虚也，为难治，不可更与承气汤也。

谵语，发潮热，胃实之征也。脉滑而疾，则与滑而实者差异矣，故不与大承气，而与小承气也。若服一升而转失气者，知有燥屎在胃中，可更服一升。若不转失气者，此必初硬后溏，不可更与服之，一如前二条之意也。乃明日不大便，而脉反微涩，则邪气未去，而正气先衰，补则碍邪，攻则伤正，故曰难治，便虽未通，岂可更以承气攻之哉！

得病二三日，脉弱，无太阳、柴胡证，烦躁，心下硬，至四五日，虽能食，以小承气汤，少少与微和之，令小安，至六日，与承气汤一升。若不大便六七日，小便少者，虽不能食，但初头硬，后必溏，未定成硬，攻之必溏。须小便利，屎定硬，乃可攻之，宜大承气汤。

伤寒能食者，为胃热而不实，不能食者，为胃热而实；而胃实之证，小便数者，可攻；小便少者，则不可攻。得病二三日，脉不浮而弱，而又无太阳、柴胡之证，知其病独在阳明之表也。烦躁，心下硬，至四五日不解，则里证复具，故虽能食，亦必以小承气微和胃气，至六日，热渐成实，当更与大承气一升，以尽其病也。若不大便六七日，于法当下，而小便少者，则水谷不分，知其初硬后溏，然虽不能食，亦不可便与攻法，须俟其小便利，屎硬，然后以大承气与之。夫不大便而津液竭者，不可下，须俟其津液还入胃中，而大便自行。不大便而小便少者，亦不可下，必俟其津液偏渗水道，而后可与下法。盖津液已竭而强攻之，则正虚不复，大便未硬而辄攻之，则邪去不尽，学者不可不审，而轻用下药也。

伤寒不大便六七日，头痛有热者，与承气汤。其小便清者，知不在里，仍在表也，当须发汗。若头痛者，必衄。宜桂枝汤。

太阳风寒外束，令人头痛，阳明热气上冲，亦令人头痛。伤寒不大便六七日，头痛有热证者，知其热盛于里，而气蒸于上，非风寒在表之谓矣，故可与承气汤下之。然热盛于里者，其小便必短赤，若小便清者，知其热不在于里，而仍在于表，当以桂枝汤发其汗，而不可以承气汤攻其里也。若头痛不除者，热留于经，必发鼻衄。宜桂枝汤四字，疑在当须发汗句下。此条从“太阳篇”中移入。

汗出谵语者，以有燥屎在胃中。此为风也，须下之，过经乃可下之。下之若早，语言必乱，以表虚里实故也。下之则愈，宜大承气汤。

汗出谵语，谓风未去表，而胃已成实也，故曰有燥屎在胃中。又曰：此为风也，须下之，过经乃可下之。见胃实须下，而风未去表，则必过经而后可下，不然，表间邪气，又将入里，胃益增热，而语言错乱矣。表虚里实，即表和里病之意，言邪气入而并于里也。《外台》云：里病表和，下之则愈，汗之则死。故宜大承气以下里实。

阳明病，不能食，攻其热必哕，所以然者，胃中虚冷故也。以其人本虚，故攻其热必哕。

天之邪气，中人则同，而人之脏气，虚实则不同。此下三条，乃为阳明病之中虚不足者设也。阳明病，当攻其热，而胃中虚冷不能食者，则不可攻其热，攻之则中寒益甚，而气乃上逆，故必作哕。哕，呃逆也。以下不可攻之证，凡七条。

伤寒呕多，虽有阳明证，不可攻之。

夫阳明病，必下硬满者，不可攻之。攻之利遂不止者，死，利止者愈。

阳明病，面合赤色，不可攻之。攻之必发热色黄，小便不利。

阳明虽有可下之例，然必表证全无，而热结在肠中者，方可攻之。若呕多者，邪在膈也；心下硬满者，邪未下于胃也；面合赤色者，邪气怫郁在表也，故皆不可攻之，攻之则里虚而热入。其淫溢于下者，则下利不止；其蓄聚于中者，则发热色黄，小便不利；其或幸而不死者，邪气竟从下夺而愈耳，然亦难矣。

阳明病，脉迟，食难用饱，饱则微烦，头眩，必小便难，此欲作谷疸，虽下之，腹满如故。所以然者，脉迟故也。

脉迟者，气弱而行不利也。气弱不行，则谷化不速，谷化不速，则谷气郁而生热，其热上冲，则作头眩。气上冲者，不下走，则小便难，而热之郁于中者，不得下行浊道，必将蒸积为黄，故曰欲作谷疸。然以谷气郁而成热，而非胃有实热，故虽下之，而腹满不去，不得与脉数胃实者同论也。

阳明病，本自汗出，医更重发汗，病已差，尚微烦不了了者，此大便必硬故也。以亡津液，胃中干燥，故令大便硬。当问其小便日几行，若本小便日三四行，今日再行，故知大便不久出。今为小便数少，以津液当还入胃中，故知不久必大便也。

阳明病，不大便，有热结与津竭两端。热结者，可以寒下，可以咸软；津竭者，必津回燥释，而后便可行也。兹已汗、复汗，重亡津液，胃燥便硬，是当求之津液，而不可复行攻逐矣。小便本多而今数少，则肺中所有之水精，不直输于膀胱，而还入于胃腑，于是燥者得润，硬者得软，结者得通，故曰不久必大便出，而不可攻之意，隐然言外矣。

阳明病，自汗出，若发汗，小便自利者，此为津液内竭，虽硬，不可攻之，当须自欲大便，宜蜜煎导而通之。若土瓜根及大猪胆汁，皆可为导。

前条汗多复汗，亡津液，大便硬者，已示不可攻之意，谓须其津液还入胃中，而大便自行。此条复申不可攻之戒，而出蜜煎等润导之法，何虑之周而法之备也！总之津液内竭之人，其不欲大便者，静以需之，其自欲大便者，则因而导之，仲景成法，后人可以守之而无变也。

蜜煎导方

蜜七合，一味，内铜器中，微火煎之，稍凝似饧状，搅之，勿令焦著，欲可丸，并手捻作挺，令头锐，大如指，长二寸许。当热时急作，冷则硬。以内谷道中，以手急抱，欲大便时乃去之。

猪胆汁方

大猪胆一枚，泻汁和醋少许，以灌谷道中，如一食顷，当大便出。

趺阳脉浮而涩，浮则胃气强，涩则小便数，浮涩相搏，大便则艰，其脾为约，麻仁丸主之。

浮者，阳气多，涩者，阴气少，而趺阳见之，是为胃强而脾弱。约，约束也，犹弱者受强之约束，而气馁不用也。脾不用而胃独行，则水液并趋一处，而大便失其润矣。大黄、枳实、厚朴，所以泻令胃弱，麻仁、杏仁、芍药，所以滋令脾厚，用蜜丸者，恐速下而伤其脾也。盖即取前条润导之意，而少加之力，亦伤寒下药之变法也。

麻仁丸方

麻仁二升　芍药半升　枳实半升　大黄一斤　杏仁一升　厚朴一尺，炙，去皮

上六味，为末，炼蜜为丸，桐子大，饮服十丸，日三服，渐加，以知为度。

阳明杂治法第三计九条

发黄证治七条

阳明病，无汗，小便不利，心中懊憹者，身必发黄。

阳明病，被火，额上微汗出，小便不利者，必发黄。

邪入阳明，寒已变热，若更被火，则邪不得去，而热反内增矣。且无汗，则热不外越，小便不利，则热不下泄，蕴蓄不解，集于心下，而聚于脾间，必恶热，为懊憹不安。脾以湿应，与热相合，势必蒸郁为黄矣。额上虽微汗，被火气劫，从炎上之化也，岂能解其火邪哉！

阳明病，发热汗出，此[1]为热越，不能发黄也。但头汗出，身无汗，剂颈而还，小便不利，渴饮水浆者，此为瘀热在里，身必发黄。茵陈蒿汤主之。

热越，热随汗而外越也。热越则邪不蓄而散，安能发黄哉！若但头汗出而身无汗，剂颈而还，则热不得外达，小便不利，则热不得下泄，而又渴饮水浆，则其热之蓄于内者方炽，而湿之引于外者无已，湿与热得，瘀郁不解，则必蒸发为黄矣。茵陈蒿汤，苦寒通泄，使病从小便出也。

茵陈蒿汤方

茵陈蒿六两　栀子十四枚，擘　大黄二两，去皮

上三味，以水一斗二升，先煎茵陈减六升，内二味，煮取三升，去滓，分温三服。小便当利，尿如皂角汁状，色正赤，一宿腹减，黄从小便去也。

伤寒发汗已，身目为黄，所以然者，以寒湿在里不解故也。以为不可下也，于寒湿中求之。

---

[1] 此：底本及来青阁楼本、千顷堂本均作“世”，据《注解伤寒论》改

伤寒发汗已，热与汗越，不能发黄，而反身目为黄者，以寒湿深入在里，汗虽出而寒湿不与俱出也。寒湿在里，必伤于脾，脾伤而色外见，则身目为黄，是不可比于瘀热在里之例，而辄用下法也。云于寒湿中求之者，意非温脾燥湿不可耳。

伤寒七八日，身黄如橘子色，小便不利，腹微满者，茵陈蒿汤主之。

此则热结在里之证也。身黄如橘子色者，色黄而明，为热黄也。若湿黄则色黄而晦，所谓身黄如熏黄也。热结在里，为小便不利，腹微满，故宜茵陈蒿汤，下热通瘀为主也。

伤寒身黄，热者，栀子柏皮汤主之。

此热瘀而未实之证。热瘀，故身黄，热未实，故发热而腹不满。栀子彻热于上，柏皮清热于下，而中未及实，故须甘草以和之耳。

栀子柏皮汤方

栀子十五枚，擘　甘草一两，炙　柏皮二两

上三味，以水四升，煮取一升半，去滓，分温再服。

伤寒瘀热在里，身必发黄，麻黄连轺赤小豆汤主之。

此亦热瘀而未实之证。瘀热在里者，汗不得出而热瘀于里也。故与麻黄、杏仁、生姜之辛温，以发越其表，赤小豆、连轺、梓白皮之苦寒甘，以清热于里，大枣、甘草，甘温悦脾，以为散湿驱邪之用，用潦水者，取其味薄，不助水气也。合而言之，茵陈蒿汤是下热之剂，栀子柏皮汤是清热之剂，麻黄连轺赤小豆汤是散热之剂也。

麻黄连轺赤小豆汤方

麻黄二两　生姜二两，切　生梓白皮一升　连轺二两　甘草二两，炙　大枣十二枚，擘　赤小豆一升　杏仁四十粒，去皮尖

上八味，以潦水一斗，先煮麻黄再沸，去上沫，内诸药，煮取三升，分温三服，半日服尽。

蓄血证治二条

阳明证，其人喜忘者，必有蓄血。所以然者，本有久瘀血，故令喜忘。屎虽硬，大便反易，其色必黑，宜抵当汤下之。

喜忘，即善忘。蓄血者，热与血蓄于血室也。以冲任之脉，并阳明之经，而其人又本有瘀血，久留不去，适与邪得，即蓄积而不解也。蓄血之证，其大便必硬，然虽硬而其出反易者，热结在血，而不在粪也。其色必黑者，血瘀久而色变黑也。是宜入血破结之剂，下其瘀血，血去则热亦不留矣。

病人无表里证，发热七八日，虽脉浮数，自可下之。假令已下，脉数不解，合热则消谷善饥，至六七日不大便者，有瘀血也，宜抵当汤。若脉数不解，而下不止，必协热而便脓血也。

无表里证，与前第二十二条同。发热七八日，而无太阳表证，知其热盛于内，而气蒸于外也。脉虽浮数，亦可下之，以除其热，令身热去，脉数解则愈。假令已下，脉浮去而数不解，知其热不在气，而在血也。热在血，则必病于血，而其变亦有二：合，犹并也，言热气并于胃，为消谷善饥，至六七日不大便者，其血必蓄于中。若不并于胃，而下利不止者，其血必走于下。蓄于中者，为有瘀血，宜抵当汤，结者散之，亦留者攻之也；走于下者，为协热而便脓血，则但宜入血清热而已。

卷五　少阳篇[1]

辨列少阳条例大意

少阳居表里之间，当肓膜之处，外不及于皮肤，内不及于脏腑，汗之而不从表出，下之而不从里出，故有汗、吐、下之戒。而惟小柴胡一方，和解表里，为少阳正治之法，凡十六条。其次则有和解而兼汗下之法，谓证兼太阳之表，则宜兼汗，或证兼阳明之里，则宜兼下，如柴胡加桂枝汤、柴胡加芒硝汤、大柴胡汤、柴胡桂枝汤等方是也。夫有汗下之禁，而或汗之，或下之，此亦少阳权变法也，凡四条。又其次为刺法，如纵横胁满，合并之病，当刺期门、大椎、肺俞、肝俞诸穴是也，凡四条。

少阳正治法第一 计十六条

少阳证一条

少阳之为病，口苦，咽干，目眩也。

足少阳，胆也，胆盛精汁三合，而其味苦。胆受邪而热，其气上溢，故口苦。咽门者，肝胆之候，目锐眦者，胆脉之所起，故咽干目眩也。

---

[1] 少阳篇：底本作“阳少篇”，今据《注解伤寒论》改。

小柴胡汤证九条

伤寒五六日，中风，往来寒热，胸胁苦满，默默不欲饮食，心烦喜呕，或胸中烦而不呕，或渴，或腹中痛，或胁下痞硬，或心下悸，小便不利，或不渴，身有微热，或咳者，与小柴胡汤主之。

伤寒五六日中风者，言或伤寒五六日，传至少阳，或少阳本经，自中风邪，非既伤寒五六日，而又中于风也。往来寒热者，少阳居表里之间，进而就阴则寒，退而从阳则热也。胸胁苦满者，少阳之脉，其直者，从缺盆下腋，循胸过季胁故也。默默不欲饮食，心烦喜呕者，木火相通，而胆喜犯胃也。或者，未定之辞，以少阳为半表半里，其气有乍进乍退之机，故其病有或然或不然之异。而少阳之病，但见有往来寒热，胸胁苦满之证，便当以小柴胡和解表里为主，所谓伤寒中风，有柴胡证，但见一证便是，不必悉具是也。此条自“太阳篇”移入。

小柴胡汤方

柴胡半斤　黄芩三两　人参三两　甘草三两　生姜三两　半夏半升，洗　大枣十二枚，擘

上七味，以水一斗二升，煮取六升，去滓，再煎取三升。温服一升，日三服。

加减法

若胸中烦而不呕，去半夏、人参，加瓜蒌实一枚。

胸中烦而不呕者，邪聚于膈而不上逆也。热聚则不得以甘补，不逆则不必以辛散，故去人参、半夏，而加瓜蒌实之寒，以除热而荡实也。

若渴者，去半夏，加人参，合前成四两半，栝楼根四两。

渴者，木火内烦，而津虚气燥也，故去半夏之温燥，而加人参之甘润，栝楼根之凉苦，以彻热而生津也。

若腹中痛者，去黄芩，加芍药三两。

腹中痛者，木邪伤土也。黄芩苦寒，不利脾阳；芍药酸寒，能于土中泻木，去邪气，止腹痛也。

若胁下痞硬，去大枣，加牡蛎四两。

胁下痞硬者，邪聚少阳之募。大枣甘能增满，牡蛎咸能软坚，好古云：牡蛎以柴胡引之，能去胁下痞也。

若心下悸，小便不利者，去黄芩，加茯苓四两。

心下悸，小便不利者，水饮蓄而不行也。水饮得冷则停，得淡则利，故去黄芩，加茯苓。

若不渴，外有微热者，去人参，加桂三两，温覆取微汗愈。

不渴，外有微热者，里和而表未解也。故不敢人参之补里，而用桂枝之解外也。

若咳者，去人参、大枣、生姜，加五味子半升，干姜二两。

咳者，肺寒而气逆也。经曰：肺苦气上逆，急食酸以收之。又曰：形寒饮冷则伤肺，故加五味之酸，以收逆气，干姜之温，以却肺寒，参、枣甘壅，不利于逆，生姜之辛，亦恶其散耳。

血弱气尽，腠理开，邪气因入，与正气相搏，结于胁下。正邪分争，往来寒热，休作有时，默默不欲饮食。脏腑相连，其痛必下，邪高痛下，故使呕也。小柴胡汤主之。服柴胡汤已，渴者，属阳明也，以法治之。

血弱气尽，腠理开，谓亡血、新产、劳力之人，气血不足，腠理疏豁，而邪气乘之也。邪入，必与正相搏，而结于胁下。胁下者，少阴之募，而少阴者，阴阳之交也。邪气居之，阴出而与邪争则寒，阳入而与邪争则热，阴阳出入，各有其时，故寒热往来，休作有时也。默默不欲饮食，义如上条。脏腑相连四句，是原所以邪气入结之故，谓胆寄于肝，地逼气通，是以其邪必从腑而入脏。所谓其痛必下也，邪高谓病所来处，痛下谓病所结处，邪欲入而正拒之，则必上逆而呕也。至其治法，亦不出小柴胡和解表里之法。服后邪解气和，口必不渴。若渴者，是少阳邪气复还阳明也。以法治之者，谓当从阳明之法，而不可复从少阳之法矣。此亦从“太阳篇”移入。

伤寒四五日，身热恶风，颈项强，胁下满，手足温而渴者，小柴胡汤主之。

此条类似太阳与少阳并病，以太阳不得有胁下满，少阳不得有颈项强，且手足温而渴，知其邪不独在表，而亦在里也，欲合表里而并解，则非小柴胡不可耳。亦“太阳篇”移入。

伤寒中风，有柴胡证，但见一证便是，不必悉具。

柴胡证，如前条所谓往来寒热，胸胁苦满等证是也。伤寒中风者，谓无论伤寒中风，有柴胡证者，但见一证，便当以小柴胡和解之，不可谓其不具，而以他药发之也。前条云：身热恶风，颈项强，胁下满者，与小柴胡，不与桂枝，即此意。亦“太阳篇”移入。

凡柴胡汤病证而下之，若柴胡证不罢者，复与柴胡汤，必蒸蒸而振，却发热汗出而解。

柴胡证不应下而反下之，于法为逆。若柴胡证不罢者，仍宜柴胡汤和解，所谓此虽已下，不为逆也。蒸蒸而振者，气从内达，邪从外出，有战胜之义焉，是以发热汗出而解也。亦“太阳篇”移入。

伤寒阳脉涩，阴脉弦，法当腹中急痛者，先与小建中汤。不差者，与小柴胡汤主之。

阳脉涩，阳气少也，阴脉弦，阴有邪也，阳不足而阴乘之，法当腹中急痛，故以小建中汤，温里益虚散阴气。若不差，知非虚寒在里，而是风邪内干也，故当以小柴胡汤，散邪气，止腹痛。亦“太阳篇”移入。

伤寒五六日，头汗出，微恶寒，手足冷，心下满，口不欲食，大便硬，脉细者，此为阳微结，必有表，复有里也。脉沉，亦在里也。汗出为阳微，假令纯阴结，不得复有外证，悉入在里。此为半在里，半在外也，脉虽沉紧，不得为少阴病。所以然者，阴不得有汗，今头汗出，故知非少阴也，可与小柴胡汤。设不了了者，得屎而解。

头汗出，微恶寒，为表证。手足冷，心下满，口不欲食，大便硬，脉细，为里证。阳微结者，阳邪微结，未纯在里，亦不纯在表，故曰必有表，复有里也。伤寒阴邪中于阴者，脉沉，阳邪结于里者，脉亦沉，合之于证，无外证者，为纯在里，有外证者，为半在表也，无阳证者，沉为在阴，有阳证者，沉为在里也。夫头为阳之会，而阴不得有汗，今脉沉紧而头汗出，知其病不在少阴，亦并不纯在表，故可与小柴胡汤，合外内而并治之耳。设不了了者，必表解而里未和也，故曰得屎而解。

本太阳病不解，转入少阳者，胁下硬痛，干呕不能食，往来寒热，尚未吐下，脉沉紧者，与小柴胡汤。若已吐下，发汗，温针，谵语，柴胡汤证罢，此为坏病，知犯何逆，以法治之。

本太阳脉浮头痛恶寒之证，而转为胁下硬满，干呕不能食，往来寒热者，太阳不解，而传入少阳也。尚未吐下，不经药坏者，脉虽沉紧，可与小柴胡以和之，以证见少阳，舍脉而从证也。或云脉沉紧，连上未吐下看，言尚未经吐下，与脉未至沉紧者，知其邪犹在经，可与小柴胡以和之。或云沉当作浮，前“阳明篇”第四十八条云：病过十日，脉续浮者，与小柴胡汤是也。并通。若已吐下，发汗，温针，叠伤津液，胃燥谵语，而胁下硬满干呕等证反罢者，此众法尽投，正已大伤，而邪犹不解，谓之坏病，非小柴胡所得而治者，须审其因犯何逆，随证以法治之。

少阳汗吐下之禁二条

伤寒脉弦细，头痛发热者，属少阳。少阳不可发汗，发汗则谵语。此属胃，胃和则愈，胃不和则烦而悸。

经曰：少阳之至，其脉弦。故头痛发热者，三阳表证所同，而脉弦细，则少阳所独也。少阳经兼半里，热气已动，是以不可发汗，发汗则津液外亡，胃中干燥，必发谵语。云此属胃者，谓少阳邪气并干阳明胃腑也。若邪去而胃和则愈，设不和，则木中之火，又将并入心脏，而为烦为悸矣。

少阳中风，两耳无所闻，目赤，胸中满而烦者，不可吐下，吐下则悸而惊。

此少阳自中风邪之证，不从太阳传来者也。少阳之脉，起于目锐眦，其支从耳后入耳中，以下胸中。少阳受邪，壅热于经，故耳聋目赤，胸中满而烦也。是不在表，故不可吐，复不在里，故不可下。吐则伤阳，阳虚而气弱则悸；下则伤阴，阴虚而火动则惊。

辨少阳邪气进退之机四条

伤寒六七日，无大热，其人躁烦者，此为阳去入阴故也。

邪气在表则发热，入里则躁烦。伤寒六七日，外无大热，而其人躁烦者，邪气去阳而之阴也。去又训作往，言阳邪往入阴中也。

伤寒三日，三阳为尽，三阴当受邪。其人反能食而不呕，此谓三阴不受邪也。

伤寒一日太阳，二日阳明，三日少阳，四日当传太阴，《内经》伤寒传变之常法然也。阳邪传阴，则当呕而不能食，若其人反能食，不呕，则邪气不传于阴，将从阳而解也。

伤寒三日，少阳脉小者，欲已也。

伤寒三日，少阳受邪，而其脉反小者，邪气已衰，其病欲解而愈，经云：大则病进，小则病退。此之谓也。

少阳病，欲解时，从寅至辰上。

少阳，胆木也，从寅至辰，为木旺之时，故其病欲解，必于是三时，亦犹太阳之解于巳午未，阳明之解于申酉戌也。

少阳权变法第二 计四条

柴胡桂枝汤证一条

伤寒六七日，发热，微恶寒，支❶节烦疼，微呕，心下支结，外证未去者，柴胡桂枝汤主之。

发热微恶寒，支节烦疼，邪在肌表，所谓外证未去也。伤寒邪欲入里，而正不容则呕，微呕者，邪入未多也。支结者，偏结一处，不正中也，与心下硬满不同。此虽表解，犹不可攻，况外证未去者耶。故以柴胡、桂枝合剂，外解表邪，内除支结，乃七表三里之法也。

柴胡桂枝汤方

柴胡半两　桂枝半两　甘草一两，炙　黄芩半两　人参半两　半夏二合半　白芍半两　生姜一两半　大枣六枚，擘

上九味，以水七升，煮取三升，去滓，温服。

柴胡桂枝干姜汤证一条

伤寒五六日，已发汗而复下之，胸胁满微结，小便不利，渴而不呕，但头汗出，往来寒热，心烦者，此为未解也，柴胡桂枝干姜汤主之。

王叔和本在“太阳篇”中，今移置此。

汗下之后，胸胁满微结者，邪聚于上也。小便不利，渴而不呕者，热胜于内也。伤寒汗出，周身执水执水，人静不烦者，为已解，但头汗出而身无汗，往来寒热，心烦者，为未欲解；夫邪聚于上，热胜于内，而表复不解，是必合表里以为治。柴胡、桂

❶ 支：通“肢”。《易·坤·文言》：“正位居体，美在其中，而畅于四支。”

枝，以解在外之邪；干姜、牡蛎，以散胸中之结；瓜蒌根、黄芩，除心烦而解热渴；炙甘草佐柴胡、桂枝以发散，合芩、瓜蒌、姜、蛎以和里，为三表七里之法也。

柴胡桂枝干姜汤方

柴胡半斤　桂枝三两　干姜二两　黄芩三两　瓜蒌根四两　牡蛎三两，熬　甘草二两，炙

上七味，以水一斗二升，煮取六升，去滓，再煎取三升，温服一升，日三服。初服微烦，复服汗出愈。

柴胡加芒硝汤证一条

伤寒十三日不解，胸胁满而呕，日晡所发潮热，已而微利，此本柴胡证，下之而不得利，今反利者，知医以丸药下之，非其治也。潮热者，实也。先宜小柴胡汤以解外，后以柴胡加芒硝汤以治其里也。

此少阳经邪兼阳明内实之证。少阳病在经，故胸胁满而呕，所谓柴胡证也。“下之而”三字，疑衍。凡柴胡证不得利，今反利者，知医以丸药下之，为医之误，非病之情也。潮热者，阳明之实也。实则可下，而证兼少阳，则不可下，故先宜小柴胡以解其外，后以柴胡加芒硝汤，以治其里，亦如下条之先与小柴胡，后与大柴胡之例也。亦“太阳篇”移入。

尚从善云：此本柴胡证，下之而不得利，仲景谓此本柴胡证，医设以大柴胡汤下之，则表里俱解，何至于有下利之证云。

柴胡加芒硝汤方

于小柴胡汤内，加芒硝六两，余依前法服。不解更服。

大柴胡汤证一条

太阳病，过经十余日，反二三下之，后四五日，柴胡证仍在

者，先与小柴胡汤。呕不止，心下急，郁郁微烦者，为未解也，与大柴胡汤下之则愈。

太阳病，过经十余日，而有柴胡证，乃邪气去太阳之阳明，而复之少阳也。少阳不可下，而反二三下之，于法为逆。若后四五日，柴胡证仍在者，先与小柴胡汤，所谓柴胡汤病证而下之，若柴胡证不罢者，复与柴胡是也。若服汤已，呕不止，心下急，郁郁微烦者，邪气郁滞于里，欲出不出，欲结不结，为未解也。与大柴胡以下里热则愈，亦先表后里之意也。此条自“太阳篇”移入。

大柴胡汤方

柴胡八两　半夏八两　黄芩三两　生姜五两　枳实四枚　芍药三两　大枣十二枚，擘　大黄二两，酒浸

上八味，以水一斗二升，煮取六升，去滓。再煎取三升，温服一升，日三服。

按：大柴胡，有柴胡、生姜、半夏之辛而走表，黄芩、芍药、枳实、大黄之苦而入里，乃表里并治之剂。而此云大柴胡下之者，谓病兼表里，故先与小柴胡解之，而后以大柴胡下之耳。盖分言之，则大小柴胡，各有表里，合言之，则小柴胡主表，而大柴胡主里。古人之言，当以意逆，往往如此。

少阳刺法第三

刺法四条

伤寒腹满谵语，寸口脉浮而紧，此肝乘脾也，名曰纵，刺期门。

伤寒发热，啬啬恶寒，大渴欲饮水，其腹必满，自汗出，小便利，其病欲解，此肝乘肺也，名曰横，刺期门。

腹满谵语，里之实也。其脉当沉实，而反浮紧，则非里实，乃肝邪乘脾，气窒而热也。纵，直也，以肝木制脾土，于理为直，故曰纵。发热恶寒，表有邪也。其病不当有渴，而反大渴，则非内热，乃肝邪乘肺，气郁而燥也。以里无热，不能消水，故腹满而汗出。小便利，则肺气以行，故愈。横，不直也，以木畏金而反乘金，于理为曲，故曰横。二者俱泻肝邪则愈，故刺期门。期门，肝之募也。设不知，而攻其实热则误矣。此病机之变，不可不审也。

太阳与少阳并病，头项强痛，或眩冒，时如结胸，心下痞硬者，当刺大椎第一节、肺俞、肝俞。慎不可发汗，发汗则谵语，脉弦。五六日谵语不止，当刺期门。

太阳少阳并病，心下硬，颈项强而眩者，当刺大椎、肺俞、肝俞，慎勿下之。

太阳之脉，其直者，从巅入络脑，还出别下项。少阳之脉，起目锐眦，上抵头角，其内行者，由缺盆下胸中，贯膈，络肝，属胆。故头项强痛者，太阳之邪未罢，或眩冒，时如结胸，心下痞硬者，少阳之邪方盛也。大椎在脊骨第一节上，刺之所以泻太阳邪气，而除颈项之强痛，肺俞在脊骨第三节下两旁，肝俞在第九节下两旁，刺之所以泻少阳邪气，而除眩冒，时如结胸，及心下之痞硬。慎不可发汗，以亡胃液，液亡胃燥，必发谵语，且恐少阳之邪，得乘虚而干胃也。若脉弦，至五六日，谵语不止，是少阳胜而阳明负，亦如阳明与少阳合病之为失也，故当刺期门，以泻少阳之邪。亦慎勿下之，以虚其胃，胃虚邪陷，必作结胸，如本论云：太阳少阳并病，而反下之，成结胸也。

卷六　太阴篇

辨列太阴条例大意

太阴者，土也，在脏为脾，在气为湿。伤寒传经之热，入而与湿相搏，则为腹满吐利等证，直中之寒，入而与湿相搏，亦为腹满吐利等证，但有肢冷肢温，脉迟脉数，口渴不渴之异耳。又三阴为三阳之里，而三阴亦自有表里，是以风寒所中，不必尽入于脏，而亦留连于经，故有太阴中风之条与桂枝发汗之法。又下利腹胀满，身体疼痛者，此为经脏俱病之证，故与先里先表之法。乃今之论三阴者，但云直中传经而已，是知有三阴之里，不知有三阴之表也。兹篇先列脏病，次列经病，又次为经脏俱病，凡十条为一卷。

太阴诸法

太阴脏病脉证治六条

太阴之为病，腹满而吐，食不下，自利益甚，时腹自痛。若下之，必胸下结硬。

此足太阴病之的证也。太阴之脉，入腹属脾络胃，上膈侠[1]

[1] 侠：通"挟"、"夹"。《汉书·叔孙通传》："殿下郎中侠陛，陛数百人。"颜师古注："侠与挟同，挟其两旁，每陛皆数百人也。"

咽，故其病有腹满而吐，食不下，自利腹痛等证。然太阴为病，不特传经如是，即直中亦如是，且不特伤寒如是，即杂病亦如是，但有属阴属阳，为盛为虚之分耳。而太阴者，脏也，满而不实，法不可下。若下之，则胸下结硬，中气伤者，邪气必结也。

本太阳病，医反下之，因而腹满时痛者，属太阴也，桂枝加芍药汤主之。

病在太阳，不与解表，而反攻里，因而邪气乘虚陷入太阴之位，为腹满而时痛，陶氏所谓误下传者是也。夫病因邪陷而来者，必得邪解而后愈，而脏阴为药所伤者，亦必以药和之而后安，故须桂枝加芍药汤主之。桂枝所以越外入之邪，芍药所以安伤下之阴也。按《金匮》云：伤寒阳脉涩，阴脉弦，法当腹中急痛者，与小建中汤。不差者，与小柴胡汤。此亦邪陷阴中之故，而桂枝加芍药，亦小建中之意。不用胶饴者，以其腹满，不欲更以甘味增满耳。

桂枝加芍药汤方

于桂枝汤方内，更加芍药三两。随前共六两，余依桂枝汤法。

大实痛者，桂枝加大黄汤主之。

此承上条而言，腹满而未实，痛而不甚者，可以桂枝加芍药，和而解之。若大实大痛者，邪气成聚，必以桂枝加大黄，越陷邪而去实滞也。夫太阴，脾脏也，脏何以能实而可下？阳明者，太阴之表，以膜相连，脏受邪而腑不行则实，故脾非自实也，因胃实而实也。大黄所以下胃，岂以下脾哉？少阴厥阴，亦有用承气法，详见各篇，所当互考。

桂枝加大黄汤方

桂枝三两，去皮　甘草三两，炙　大黄一两　生姜三两，切　大枣十二枚　芍药六两

上六味，以水七升，煮取三升，去滓。温服一升，日三服。

太阴病，脉弱，其人续自便利，设当行大黄、芍药者，宜减

之，以其人胃气弱，易动故也。

此亦承上条而言。大黄、芍药之得以用者，为其胃实而便坚也。若其人脉弱，续自便利，则虽有大实痛证，此法不可用矣。即欲用之，亦宜量减而与之。所以然者，胃气弱而不振，邪气不聚而易动，故可以缓图，而难以峻攻也。

伤寒脉浮而缓，手足自温者，是为系在太阴。太阴者，身当发黄，若小便自利者，不能发黄。至七八日，暴烦下利，日十余行，必自止。以脾家实，秽腐当去故也。

伤寒脉浮而缓者，脉紧去而成缓，为寒欲变热之证，如太阳第四十七条之例也。手足自温，非太阴定证，见太阴有寒，手足必寒，有热，手足乃自温耳。又阳明受热，则一身及手足热，太阴则身不热而手足温。兹寒已变热而手足自温，则伤寒之邪，不之阳明，而之太阴，而其脉仍浮，则其邪亦未尽入，故曰系在太阴，谓以太阳而内连太阴也。于法，太阴受热而汗不出者，热与湿搏，当发身黄。若小便自利者，其热得通，不能蒸郁为黄矣。至七八日，暴烦下利者，正气内作，邪气欲去也，虽日十余行，继必自止。所以然者，脾家本有秽腐当去，故为自利，秽腐尽，则利亦必自止矣。

自利不渴者，属太阴，以其脏有寒故也。当温之，宜四逆辈。

自利不渴者，太阴本自有寒，而阴邪又中之也。曰属太阴，其脏有寒，明非阳经下利及传经热病之比。法当温脏祛寒，如四逆汤之类，不可更以苦寒坚之、清之，如黄芩汤之例也。

太阴经病证治二条

太阴中风，四肢烦疼，阳微阴涩而长者，为欲愈。

此太阴自中风邪之证，不从阳经来也。夫太阴，脾也；风，阳邪也。脾主行气于四肢，而风淫为末疾，故太阴中风，四肢烦热而疼痛也。脉阳微阴涩而长者，阳无病而阴受邪，而涩又为邪气之将衰，长为正气之方盛，正盛邪衰，故为欲愈。

太阴病，脉浮者，可发汗，宜桂枝汤。

太阴脉浮有二义：或风邪中于太阴之经，其脉则浮，或从阳经传入太阴，旋复反而之阳者，其脉亦浮。浮者，病在经也。凡阴病在脏者宜温，在经者则宜汗，如少阴之麻黄附子细辛、厥阴之麻黄升麻皆是也。桂枝汤甘辛入阴，故亦能发散太阴之邪。

太阴经脏俱病一条

下利腹胀满，身体疼痛者，先温其里，乃攻其表。温里宜四逆汤，攻表宜桂枝汤。

此条叔和本列“厥阴篇”中，今移置此。

此太阴经脏并受寒邪之证，叔和编入厥阴经中者，误也。下利腹胀满，里有寒也，身体疼痛，表有寒也。然必先温其里，而后攻其表。所以然者，脏气不充，则外攻无力，阳气外泄，则里寒转增，自然之势也。而四逆用生附，则寓发散于温补之中；桂枝有甘芍，则兼固里于散邪之内。用法之精如此。

太阴病愈期一条

太阴病，欲解时，从亥至丑上。

六经邪解之时，必于其经王之时。太阴者，土也，土王于辰戌丑未，而独于亥子丑时解者，脾为阴土，应王于阴，故其病欲解，必从亥至丑上也。

卷七　少阴篇

论列少阴条例大意

少阴为太阳之里，居厥、太二阴之间，故有邪在太阳，而已内及少阴者；有寒中少阴，而仍外连太阳者；有邪在少阴，而或兼厥阴、或兼太阴者。大抵连太阴者，多发热，连厥阴者，多厥利也，是传经直中之外，又有不同如此。且也直中之寒，久亦化热，传经之热，极必生阴。兹篇先列脉证于前，次清法，次温法，又次为生死法，欲学者明辨宜清、宜温之实，不必但泥传经直中之名也。又其次为少阴病禁，以少阴为汗下之例，亦不得不著汗下之禁云。凡四十五条，为一卷。

少阴诸法

少阴脉证四条

少阴之为病，脉微细，但欲寐也。

经脉阳浅而阴深，阳大而阴小，邪传少阴，则脉之浮者转为微，大者转为细也。又多阳者多寤，多阴者多寐，邪传少阴则目不瞑者，转而为但欲寐也。夫少阴者，三阴之枢也，阳于是乎入，而阴于是乎出，故虽太阴厥阴，同为阴脏，而其为病，实惟少阴为然。而少阴之为病，亦非独脉微细、但欲寐二端，仲景特举此者，以为从阳入阴之际，其脉证变见有如此。

少阴病，欲吐不吐，心烦，但欲寐。五六日，自利而渴者，属少阴也，虚故引水自救。若小便色白者，少阴病形悉具。小便白者，以下焦虚有寒，不能制水，故令色白也。

此少阴自受寒邪之证，不从阳经来也。寒初到经，欲受不可，欲却不能，故欲吐不吐，心烦，但欲寐，而实不能寐也。至五六日，自利而渴，则其邪已入少阴之脏矣。然少阴，阴脏也；寒，阴邪也。以阴受阴，法当不渴，而渴者，此非有热，以脏虚故引水自救耳。更审其小便，若色白者，则少阴寒病，全体大露无疑。何以言之？热传少阴，自利而渴者，邪热足以消水，其小便色必赤，寒中少阴，自利而渴者，虽能饮而不能制，其小便色必白也。仲景辨证之精如此。

病人脉阴阳俱紧，反汗出者，亡阳也。此属少阴，法当咽痛而复吐利。

阴阳俱紧，太阳伤寒之脉也，法当无汗，而反汗出者，表虚亡阳，其病不属太阳，而属少阴矣。少阴之脉，上膈循喉咙，少阴之脏，为胃之关，为二阴之司，寒邪直入，经脏俱受，故当咽痛而复吐利也。此为寒伤太阳，阳虚不任，因遂转入少阴之证。盖太阳者，少阴之表，犹唇齿也，唇亡则齿寒，阳亡则阴及，故曰少阴之邪，从太阳飞渡者多也。

少阴病，八九日，一身手足尽热者，以热在膀胱，必便血也。

此热传少阴，而复还入膀胱之证。膀胱者，太阳也，太阳为三阳之表，而多血少气，热在膀胱，则一身手足尽热。而热气有余，血为热迫，散而下行，则必便血也。

少阴清法七条

少阴病，得之二三日以上，心中烦，不得卧，黄连阿胶汤主之。

少阴之热，有从阳经传入者，亦有自受寒邪，久而变热者。曰二三日以上，谓自二三日至五六日，或八九日，寒极而变热也。至心中烦不得卧，则热气内动，尽入血中，而诸阴蒙其害矣。盖阳经之寒变，则热归于气，或入于血，阴经之寒变，则热入于血，而不归于气，此余历试之验也。故用黄连、黄芩之苦，合阿胶、芍药、鸡子黄之甘，并入血中，以生阴气而除邪热，成氏所谓"阳有余，以苦除之，阴不足，以甘补之"是也。

黄连阿胶汤方

黄连四两　黄芩一两　芍药二两　阿胶三两　鸡子黄二枚

上五味，以水五升，先煮三物，取二升，去滓，内阿胶，烊尽，小冷，内鸡子黄，搅令相得，温服七合，日三服。

少阴病，四逆，其人或咳，或悸，或小便不利，或腹中痛，或泄利下重者，四逆散主之。

四逆，四肢逆冷也，此非热厥，亦太阳初受寒邪，未郁为热，而便入少阴之证。少阴为三阴之枢，犹少阳为三阳之枢也，其进而入则在阴，退而出则就阳。邪气居之，有可进可退，时上时下之势，故其为病，有或咳，或悸，或小便不利，或腹中痛，或泄利下重之证。夫邪在外者，可引而散之；在内者，可下而去之；其在外内之间者，则和解而分消之。分消者，半从外半从内之谓也。故用柴胡之辛，扬之使从外出，枳实之苦，抑之使其内消。而其所以能内能外者，则枢机之用为多，故必以芍药之酸益其阴，甘草之甘养其阳。曰四逆者，因其所治之病而命之名耳，而其制方大意，亦与小柴胡相似，四逆之柴胡、枳实，犹小柴胡之柴胡、黄芩也，四逆之芍药、甘草，犹小柴胡之人参、甘草也，且枳实兼擅涤饮之长，甘、芍亦备营卫两和之任，特以为病有阴阳之异，故用药亦分气血之殊，而其辅正逐邪，和解表里，则两方如一方也。旧谓此为治热深发厥之药，非是。夫果热深发厥，则属厥应下之之例矣，岂此药所能治哉！

四逆散方

柴胡　枳实破，水渍，炙干　芍药　甘草炙

上四味，各十分，捣筛，白饮和服方寸匕，日三服。

咳者，加五味子、干姜各五分，并主下利。

成氏曰：肺寒气逆则咳，五味子之酸，收逆气，干姜之辛，散肺寒。并主下利者，肺与大肠为表里，上咳下利，治则颇同。

悸者，加桂枝五分。

悸者寒多，心脉不通则心下鼓也。桂枝辛温，入心通阳气。

小便不利者，加茯苓五分。

小便不利，水聚于下也。茯苓甘淡，利窍渗水。

腹中痛者，加附子一枚，炮令拆[1]。

腹中痛，寒胜于里也。附子辛温，散寒止痛。

泄利下重者，先以水五升，煮薤白三升，煮取三升，去滓，以散三方寸匕内汤中，煮取一升半，分温再服。

泄利下重，寒滞于下也。薤白辛温，散寒通阳气。

少阴病，下利六七日，咳而呕渴，心烦不得眠者，猪苓汤主之。

少阴中寒，下利至六七日，寒变为热，而气复上行，为咳，为呕，为渴，为心烦不得眠，所谓下行极而上也。夫邪气自下而上者，仍须从下引而出之，猪苓、茯苓、泽泻、滑石，并甘淡下行之药，足胜导水泄热之用。然以阴病而属邪热，设非得阿胶之咸寒入阴，何以驭诸阳药而泄阴中之热，导浮上之气哉！

少阴病，下利咽痛，胸满心烦者，猪肤汤主之。

少阴之脉，从肾上贯肝膈，入肺中，循喉咙，其支别者，从肺出络心，注胸中，阳邪传入少阴，下为泄利，上为咽痛，胸满心烦。热气充斥脉中，不特泄伤本脏之气，亦且消烁心肺之阴矣。猪，水畜，而肤甘寒，其气味先入少阴，益阴除客热，止咽痛，故以为君；加白蜜之甘以缓急，润以除燥而烦满愈；白粉之

[1] 拆：同“坼”。裂开；绽开。

甘能补中，温能养脏而泄利止矣。

猪肤汤方

猪肤一斤，以水一斗，煮取五升，去滓，加白蜜一升，白粉五合，熬香，和相得，温分六服。

少阴病，咽中伤，生疮，不能语言，声不出者，苦酒汤主之。

少阴热气，随经上冲，咽伤生疮，不能语言，音声不出，东垣所谓少阴邪入于里，上接于心，与火俱化而克金也。故与半夏之辛以散结热，止咽痛；鸡子白甘寒入肺，清热气，通声音；苦酒苦酸，消疮肿，散邪毒也。

苦酒汤方

半夏十四枚，洗，破如枣核大。　鸡子一枚，去黄，内上苦酒，著鸡子壳中。

内半夏著苦酒中，以鸡子壳置刀环中，安火上，令三沸，去滓，少少含咽之。不瘥，更作三剂服之。

少阴病二三日，咽痛者，可与甘草汤；不差者，与桔梗汤。

此亦热传少阴，而上为咽痛之法。甘草汤，甘以缓急，寒以除热也。其甚而不瘥者，则必以辛发之，而以甘缓之。甘草、桔梗，甘辛合用，而甘胜于辛，治阴虚客热，其法轻重当如是耳。

甘草汤方

甘草二两，以水三升，煮取一升半，去滓，温服七合，日二服。

桔梗汤方

桔梗一两　甘草二两

上二味，以水二升，煮取一升，去滓，分温再服。

少阴病，咽中痛，半夏散及汤主之。

少阴咽痛，甘不能缓者，必以辛散之；寒不能除者，必以温发之。盖少阴客邪，郁聚咽嗌之间，既不得出，复不得入，设以寒治，则聚益甚，投以辛温，则郁反通，《内经》微者逆之，甚者从之之意也。半夏散及汤，甘辛合用，而辛胜于甘，其气又温，不特能解客寒之气，亦能劫散咽喉怫郁之热也。

半夏散及汤方

半夏洗　桂枝去皮　甘草炙，各等分

以上三味，各别捣筛已，合治之，白饮和服方寸匕，日三服。若不能散服者，以水一升，煎七沸，内散两方寸匕，更煎三沸，下火令小冷，少少咽之。

少阴下法三条

少阴病，得之二三日，口燥咽干者，急下之，宜大承气汤。

此少阴热并阳明之证。二三日，为病未久，而便口燥咽干，热气盛而阴气少矣。盖阳明土，少阴水，热并阳明，则土实而水虚，不特热气伤阴，即土气亦伤水也。故宜急下，以泻土而全水。不然，热盛伤阴，土实亦伤阴，其干槁可立而待。然非心下痛，腹胀不大便，如下二条所云，亦未可以大承气轻试也。

少阴病，自利清水，色纯青，心下必痛，口干燥者，急下之，宜大承气汤。

此亦少阴热并阳明，而气复下注之证。然虽下注而邪实不去，但水液从旁下转，为自利清水而已，故心下痛而口干燥也。色纯青者，土受水邪，玄黄合色，而色转纯青也。以大承气急下，则胃实去而肾病亦已矣。

少阴病六七日，腹胀不大便者，急下之，宜大承气汤。

腹胀不大便，土实之征也。土实则水干，故非急下不可。夫阳明居中，土也，万物所归，故无论三阳三阴，其邪皆得还入于胃，而成可下之证。然太阴传阳明，脏邪还腑，为欲愈也。厥阴传阳明者，木邪归土，不能复木也。惟少阴则肾邪入胃，而胃实复将消肾，故虽并用下法，而少阴之法，视太阴、厥阴为加峻矣。

少阴温法十五条

少阴病，始得之，反发热，脉沉者，麻黄附子细辛汤主之。

此寒中少阴之经，而复外连太阳之证，以少阴与太阳为表里，其气相通故也。少阴始得本无热，而外连太阳则反发热，阳病脉当浮而仍紧，少阴则脉不浮而沉，故与附子、细辛，专温少阴之经，麻黄兼发太阳之表，乃少阴经温经散寒，表里兼治之法也。

麻黄附子细辛汤方

麻黄二两，去节　附子一枚，炮，去皮破八片　细辛二两

上二味，以水一斗，先煮麻黄减二升，去上沫，内诸药，煮取三升，去滓。温服一升，日三服。

按：阳证有在经不在腑者，阴病亦有在经不在脏者，“太阳篇”云：脉浮者，桂枝汤。“少阴篇”：始得之，反发热，脉沉者，麻黄附子细辛汤，及得之二三日，麻黄附子甘草汤。“厥阴篇”：厥阴中风，脉微浮为欲愈。此皆阴病之在经，而未入于脏者。

少阴病，得之二三日，麻黄附子甘草汤，微发汗。以二三日无里证，故微发汗也。

少阴中寒二三日，为脉沉、恶寒、无热之时，故可与麻黄附子甘草汤，以取微汗而散寒邪。无里证者，无吐利、心烦不得卧等证也。以二三日，病未入脏，而寒亦未变热，故得用温经散邪之法，如麻黄附子细辛之例。然去细辛之辛，而加甘草之甘，于法为较和矣。所以然者，寒邪不可不发，而阴病又不可过发耳。

麻黄附子甘草汤方

麻黄二两，去节　附子一枚，炮，去皮　甘草二两，炙

上三味，以水七升，先煮麻黄一二沸，去上沫，内诸药，煮取三升，去滓。温服一升，日三服。

少阴病，得之一二日，口中和，其背恶寒者，当炙之，附子

汤主之。

口中和者，不燥不渴，为里无热也。背恶寒者，背为阳，而阴乘之，不能通于外也。阳不通，故当灸之以通阳痹；阳不足，故主附子汤以补阳虚，非如麻黄附子细辛之属，徒以温散为事矣。此阳虚受寒，而虚甚于寒者之治法也。

按：《元和纪用经》云：少阴中寒而背恶寒者，口中则和；阳明受热而背恶寒者，则口燥而心烦。一为阴寒下乘，阳气受伤，一为阳热入里，津液不足，是以背恶寒虽同，而口中和与燥则异，此辨证之要也。

附子汤方

附子二枚，炮，去皮，破八片　茯苓　芍药各三两　人参二两　白术四两

上五味，以水八升，煮取三升，去滓，温服一升。日三服。

气虚者，补之必以甘，气寒者，温之必以辛，甘辛合用，足以助正气而散阴邪，人参、白术、茯苓、附子是也。而病属阴经，故又须芍药以和阴气，且引附子入阴散寒，所谓向导之兵也。

少阴病，身体痛，手足寒，骨节痛，脉沉者，附子汤主之。

身体痛，骨节痛，寒在阴也。手足寒，脉沉，病属阴也。若脉浮而手足热，则为太阳伤寒，可与汗解者矣。此为少阴血气不足，而寒邪侵之之证，故亦宜附子汤，复阳散阴，益精气也。

少阴病，二三日不已，至四五日，腹痛，小便不利，四肢沉重疼痛，自下利者，此为有水气。其人或咳，或小便利，或下利，或呕者，真武汤主之。

少阴中寒，二三日不已，至四五日，邪气递深而脏受其病矣。脏寒故腹痛，寒胜而阳不行，故小便不利，于是水寒相搏，浸淫内外，为四肢沉重疼痛，为自下利，皆水气乘寒气而动之故也。其人或咳，或小便利，或下利，或呕者，水寒之气，或聚、或散、或止，三服。

后加减法

若咳者，加五味子半升，细辛、干姜各一两。

咳者，水寒射肺，气逆而不下也。成氏曰：五味子之酸，以收逆气，细辛、干姜之辛，以散水寒。

若小便利者，去茯苓。

小便利者，水已下趋，不必更利其水，故去茯苓。

若下利者，去芍药，加干姜二两。

下利者，寒盛于内也。故去芍药加干姜，避寒而就温也。

若呕者，去附子加生姜，足前成半斤。

呕者，气逆于上也，故去附子，加生姜。二物辛热则同，而生姜善降逆，附子能行而不能下，则不同也。

少阴病，下利清谷，里寒外热，手足厥逆，脉微欲绝，身反不恶寒，其人面赤色，或腹痛，或干呕，或咽痛，或利止脉不出者，通脉四逆汤主之。

此寒中少阴，阴盛格阳之证。下利清谷，手足厥逆，脉微欲绝者，阴盛于内也。身热不恶寒，面赤色，格阳于外也。为真阳之气，被阴寒所迫，不安其处，而游散于外，故显诸热象，而实非热也。通脉四逆，即四逆加干姜一倍，为阴内阳外，脉绝不通，故增辛热以逐寒邪，寒去则阳复反，而脉复出耳，故曰其脉即出者愈。

通脉四逆汤方

甘草二两，炙　附子大者一枚，生用，去皮，破八片　干姜三两。强人可四两

上三味，以水三升，煮取一升二合，去滓，分温再服。其脉即出者愈。

面色赤者，加葱九茎。

面色赤，阳格于上也。葱中空，味辛，能通阳气。

腹中痛者，去葱，加芍药二两。

腹中痛，阴滞于里也。芍药味酸，能利阴气，止腹痛，故加之。葱通阳而不利阴，故去之。

呕者，加生姜二两。

呕者，阴气上逆也。生姜之辛，可散阴降逆。

咽痛者，去芍药，加桔梗一两。

咽痛者，阳气上结也。桔梗之辛，可开阳结。去芍药者，恶其收也。

利止脉不出者，去桔梗，加人参二两。

利止脉不出，亡血也。故不利桔梗之散，而利人参之甘而能补也。

少阴病，饮食入口则吐，心中温温欲吐，复不能吐。始得之，手足寒，脉弦迟者，此胸中实，不可下也，当吐之。若膈上有寒饮，干呕者，不可吐也。急温之，宜四逆汤。

肾者，胃之关也，关门受邪，上逆于胃，则饮食入口即吐，或心中温温欲吐，而复不能吐也。夫下气上逆而为吐者，原有可下之例，如本论之哕而腹满，视其前后，知何部不利者而利之。《金匮》之食已即吐者，大黄甘草汤主之是也。若始得之，手足寒，脉弦迟者，胸中邪实而阳气不布也，则其病不在下而在上，其治法不可下而可吐，所谓“因其高者而越之”也。若膈上有寒饮而致干呕者，则复不可吐而可温，所谓病痰饮者，当以温药和之也。故实可下，而胸中实则不可下，饮可吐，而寒饮则不可吐，仲景立法，明辨详审如此。

少阴病，脉沉者，急温之，宜四逆汤。

此不详何证，而但凭脉以论治，曰少阴病脉沉者，急温之，宜四逆汤。然苟无厥逆、恶寒、下利不渴等证，未可急与温法。愚谓学者当从全书会通，不可拘于一文一字之间者，此又其一也。

少阴病，下利，脉微涩，呕而汗出，必数更衣，反少者，当温其上，灸之。

少阴病，下利脉微涩，阴伤于下也。呕而汗出，阳虚于上也。阴阳并伤，法必上下并温矣。若更衣虽数，而所下无多，尤为阴亡之验，是但当温其上而不可温其下，即温上之法，亦不可以药伤其阴，而但宜灸以引其阳也。灸法未详。

少阴病，吐利，手足厥冷，烦躁欲死者，吴茱萸汤主之。

此寒中少阴，而复上攻阳明之证。吐利厥冷，烦躁欲死者，阴邪盛极而阳气不胜也。故以吴茱萸温里散寒为主，而既吐且利，中气必伤，故以人参、大枣，益虚安中为辅也。然后条云，少阴病，吐利烦躁，四逆者死，此复以吴茱萸汤主之者，彼为阴极而阳欲绝，此为阴盛而阳来争也，病证则同，而辨之于争与绝之间，盖亦微矣。或云先厥冷而后烦躁者，阳欲复而来争也，先烦躁而四逆者，阳不胜而欲绝也，亦通。郭白云云：四逆而烦躁者，不问其余证，先宜服吴茱萸汤，四逆而不烦躁者，先宜服四逆汤，四逆下利，脉不出者，先宜服通脉四逆汤，此三者，治少阴之大法也。

少阴病下利，白通汤主之。

少阴病下利，脉微者，与白通汤。利不止，厥逆无脉，干呕烦者，白通加猪胆汁汤主之。服汤脉暴出者死，微续者生。

少阴病，下利脉微者，寒邪直中，阳气暴虚，既不能固其内，复不能通于脉，故宜姜、附之辛而温者，破阴固里，葱白之辛而通者，入脉引阳也。若服汤已，下利不止，而反厥逆无脉，干呕烦者，非药之不中病也，阴寒太甚，上为格拒，王太仆所谓甚大寒热，必能与违性者争雄，异气者相格也。故即于白通汤中，加人尿之咸寒，猪胆汁之苦寒，反其佐以同其气，使不相格而适相成，《内经》所谓寒热温凉，反从其病是也。脉暴出者，无根之阳，发露不遗，故死；脉微续者，被抑之阳，来复有渐，故生。

白通汤方

葱白四茎　**干姜**一两　**生附子**一枚，去皮，破

上三味，以水三升，煮取一升，去滓。分温再服。

白通加猪胆汁汤方

葱白四茎　干姜一两　猪胆汁一合　人尿五合　附子一枚，去皮，破八片

以上三味，以水三升，煮取一升，去滓，内人尿、猪胆汁，和令相得，分温再服。若无胆亦可用。

少阴病，下利便脓血者，桃花汤主之。

少阴病，二三日至四五日，腹痛，小便不利，下利不止，便脓血者，桃花汤主之。

少阴病，下利便脓血者，可刺。

少阴病，下利便脓血者，脏病在阴，而寒复伤血也。血伤故腹痛，阴病故小便不利，与阳经挟热下利不同。故以赤石脂理血固脱，干姜温里散寒，粳米安中益气。用刺法者，以邪陷血中，刺之以行血散邪耳。刺法未详。

桃花汤方

赤石脂一斤，一半全用，一半筛末　干姜一两　粳米一升

上三味，以水七升，煎米令熟，去滓，温服七合，内赤石脂末方寸匕，日三服。若一服愈，余勿服。

少阴生死法十二条

少阴中风，脉阳微阴浮者，为欲愈。

少阴中风者，少阴之经，自中风邪，不从阳经传入者也。脉阳微者，邪气微，阴浮者，邪气浅，而里气和，故为欲愈，亦阴病得阳脉则生也。

少阴病，欲解，从子至寅上。

少阴，水脏也，少阴之病，阴邪也。水王于子，而阳长于寅。少阴病欲解，从子至寅上者，阴气待子则王，而阴邪得阳则解也。

少阴病，脉紧，至七八日，自下利，脉暴微，手足反温，脉紧反去者，为欲解也。虽烦下利，必自止。

寒伤少阴之经，手足厥冷而脉紧，至七八日，邪气自经入脏，自下利而脉微，其病为较深矣。乃手足反温，脉紧反去者，阳气内充，而阴邪不能自容也，故为欲解。虽烦下利，必自止者，邪气转从下出，与太阴之秽腐当去而下利者同意。设邪气尽，则烦与利，亦必自止耳。

少阴病，下利，若利自止，恶寒而踡卧，手足温者。可治。少阴病，恶寒而踡，时自烦，欲去衣被者，可治。

少阴病，吐利，手足不逆冷，反发热者，不死。脉不至者，灸少阴七壮。

寒中少阴，或下利，或恶寒而踡卧，或吐利交作，而脉不至，阴邪盛而阳气衰之候也。若利自止，手足温，或自烦欲去衣被，或反发热，则阳气已复，而阴邪将退，故皆得不死而可治。脉不至者，吐利交作，元气暴虚，脉乍不至也。灸少阴以引阳气，脉必自至。总之，传经之病，以阴气之存亡为生死，直中之病，以阳气之消长为生死也。

少阴病，恶寒身踡而利，手足逆冷者，不治。

少阴病，四逆，恶寒而身踡，脉不至，不烦而躁者，死。

恶寒身踡而利，手足逆冷，阴气太盛，阳气不振，与前利止手足温等证正相反。盖手足温时，自烦发热者，阳道长，阴道消也；手足逆冷，不烦而躁者，阴气长，阳气消也。且四逆而脉不至，与手足温而脉不至者不同，彼则阳气乍厥，引之即出，此则阳气已绝，招之不返也。而烦与躁又不同，烦者，热而烦也；躁者，乱而不必热也；烦而躁者，阳怒而与阴争，期在必胜则生；不烦而躁者，阳不能战，复不能安而欲散去，则死也。

少阴病，吐利烦躁，四逆者，死。

寒中少阴，吐利交作，阴邪已太盛矣。然或自烦发热，或手足不逆冷，则阳气犹在，阴邪虽盛，犹或可治，所谓吐利，手足不逆冷，反发热者，不死也。若更烦躁四逆，则阳气有散亡之象，阴邪无退舍之期，虽欲不死，乌可得耶！

少阴病，下利止而头眩，时时自冒者，死。

下利止，非利自愈也，脏阴尽也。眩，目黑而转也。冒，昏冒也。阴气既尽，孤阳无附，而浮乱于上，故头眩，时时自冒也。而阴气难以卒复，孤阳且易上散，虽有良药，亦无及矣。是以少阴病，阳复利止则生，阴尽利止则死也。

少阴病，六七日，息高者死。

息高，气高而喘也。少阴为真气之源，呼吸之根，六七日病不愈而息高者，邪气不去体，而真气已离根也，故死。

少阴病，脉微细沉，但欲卧，汗出不烦，自欲吐，至五六日自利，复烦躁，不得卧寐者，死。

脉微细沉但欲卧，邪传少阴之本证，如本篇第一条所云也。汗出不烦者，气外泄而邪不与俱泄也。自欲吐，继后自利者，邪上下行，而气不能驱而出之也。至烦躁不得卧寐，则阴阳尽虚，邪气独盛，正不胜邪，躁扰不宁，顷之离散而死矣，所谓病胜脏者死是也。

少阴病禁四条

少阴病，脉细沉数，病为在里，不可发汗。

少阴与太阳为表里，而少阴亦自有表里，经病为在表，脏病为在里也。脉沉而身发热，为病在表；脉细沉数，身不发热，为病在里。病在表者可发汗，如麻黄附子细辛汤之例是也；病在里而汗之，是竭其阴而动其血也，故曰不可发汗。

少阴病，脉微，不可发汗，亡阳故也。阳已虚，尺脉弱涩者，复不可下之。

少阴虽为阴脏，而元阳寓焉，故其病有亡阳、亡阴之异。脉微者为亡阳，脉弱涩者为亡阴。发汗则伤阳，故脉微者，不可发汗。下则伤阴，故阳已虚而尺脉弱涩者，非特不可发汗，亦复不可下之也。

少阴病，但厥无汗而强发之，必动其血，未知从何道出，或从口鼻，或从目出，虽名下厥上竭，为难治。

少阴中寒，但厥无汗，邪方内淫而气不外达，非可得汗愈者，而强发之，则汗必不出，而血反自动，或口鼻，或目，随其所攻之道而外出也。盖发汗之药，其气上行，而性多栗悍，不得于气，则去而之血，必尽其性而后止耳。然既脏虚邪入，以致下厥，而复迫血妄动，以致上竭，上下交征而血气之存者无几矣，尚何以御邪而却疾耶，故曰难治。

少阴病，咳而下利谵语者，被火气劫故也，小便必难，以强责少阴汗也。

少阴之邪，上逆而咳，下注而利矣。而又复谵语，此非少阴本病，乃被火气劫夺津液所致，火劫即温针、灼艾之属。少阴不当发汗，而强以火劫之，不特竭其肾阴，亦并耗其胃液，胃干则谵语，肾燥则小便难也。

卷八　厥阴篇

辨列厥阴条例大意

厥阴为阴之尽，为脏之极，阴极而尽，则必复反而之阳，故厥阴之生死，在厥热之进退也。本篇于厥阴脉证之下，先辨厥热进退，所以明生死之机，次论生死微甚，所以明阴阳之故也。而厥阴有热，虑其伤阴，必以法清之；厥阴有寒，虑其伤阳，必以法温之，一如少阴之例也。盖厥阴少阴，同为阴脏，而俱属阳火，故于二者群分类聚，欲学者明辨而深思之耳。其次为厥阴汗下诸禁，盖欲蒙其利，不可不知其害也。其次为厥阴简误，以“厥阴篇”中，杂入太阴、少阴、太阳之文，传误已久，习焉不察，特检出之。其次为差后劳复等法，则去疾者，莫若尽之意也。凡六十二条，为一卷。

厥阴诸法

厥阴病脉证五条

厥阴之为病，消渴，气上冲心，心中疼热，饥而不欲食，食则吐蛔，下之利不止。

伤寒之病，邪愈深者，其热愈甚。厥阴为阴之尽，而风木之气，又足以生阳火而铄阴津，津虚火实，脏燥无液，求救于水，则为消渴。消渴者，水入不足以制热，而反为热所消也。气上冲心，心中疼热者，火生于木，肝气通心也。饥而不欲食者，木喜攻土，胃虚求食，而邪热复不能消谷也。食入即吐蛔者，蛔无食而动，闻食臭而出也。下之利不止者，胃家重伤而邪热下注也。此厥阴在脏之的证，病从阳经传入者也。

伤寒四五日，腹中痛，若转气下趋少腹者，此欲自利也。

伤寒四五日，正邪气传里之时，若腹中痛而满者，热聚而实，将成可下之证。兹腹中痛而不满，但时时转气下趋少腹者，热不得聚而从下注，将成下利之候也。而下利有阴阳之分，先发热而后下利者，传经之热邪内陷，此为热利，必有内烦、脉数等证；不发热而下利者，直中之阴邪下注，此为寒利，必有厥冷、脉微等证，要在审问明白也。

下利，寸脉反浮数，尺中自涩者，必圊脓血。

此阳邪入里而作下利之证。寸浮数者，阳邪强也；尺中涩者，阴气弱也。以强阳而加弱阴，必圊脓血。

下利脉沉而迟，其人面少赤，身有微热，下利清谷者，必郁冒汗出而解，病人必微厥。所以然者，其面戴阳，下虚故也。

下利清谷，脉沉而迟，阴在里在下也。面少赤，身有微热，阳在上在外也。夫阴内阳外而为病者，必得阳入阴出而后解，而面虽赤而未甚，身虽热而亦微，则其阳之发露者，仅十之三，而潜藏者，尚十之七也。藏而能动，必当与阴相争，争而未胜则郁冒，争而既胜则汗出，汗出，而内伏之阴从外出，外出之阳从内入，而病乃解矣。然此证下虚无气，中上不守，惟藉君主之灵，以收散亡之气，而驱沉伏之阴，郁冒汗出，则心君震怒之候也。譬之澶渊之役，苟非真宗锐意亲征，则契丹大举之寇，必不能却，然而安危反掌，中外震惊，病人所以必微厥也，设非下虚之故，何至危殆若是。然或真阳毕露，则必不能与邪争，不争亦必无幸矣。

病者手足厥冷，不结胸，少腹满，按之痛者，此冷结在膀胱关元也。

手足厥冷，原有阴阳虚实之别。若其人结胸，则邪结于上，而阳不得通，如后所云，病人手足厥冷，脉乍紧，邪结在胸中，当须吐之，以通其阳者也。若不结胸，但少腹满，按之痛者，则是阴冷内结，元阳不振，病在膀胱关元之间，必以甘辛温药，如四逆、白通之属，以救阳气而驱阴邪也。

厥阴进退之机九条

伤寒一二日，至四五日而厥者，必发热。前热者后必厥，厥深者热亦深，厥微者热亦微。厥应下之，而反发汗者，必口伤烂赤。

伤寒一二日，至四五日，正阴阳邪正，交争互胜之时，或阴受病而厥者，势必转而为热，阴胜而阳争之也；或阳受病而热者，甚则亦变而为厥，阳胜而阴被格也。夫阳胜而阴格者，其厥非真寒也，阳陷于中，而阴见于外也。是以热深者厥亦深，热微者厥亦微，随热之浅深，而为厥之微甚也。夫病在阳者宜汗，病在里者宜下，厥者热深在里，法当下之，而反发汗，则必口伤烂赤。盖以蕴隆之热，而被升浮之气，不从下出，而从上逆故耳。

伤寒病，厥五日，热亦五日，设六日，当复厥，不厥者，自愈。厥终不过五日，以热五日，故知自愈。

伤寒厥五日，热亦五日者，阴胜而阳复之也。至六日，阴当复胜而厥，设不厥，则阴退而邪解矣，故自愈。夫厥与热，阴阳消长之兆也，兹初病至终，其厥不过五日，而厥已而热，亦得五日，是其复之之数，当其胜之之数，所谓有阳则复，无太过，亦无不及，故知其病自愈也。

伤寒发热四日，厥反三日，复热四日，厥少热多，其病当愈。四日至七日，热不除者，其后必便脓血。

伤寒厥四日，热反三日，厥复五日，其病为进，寒多热少，阳气退，故为进也。

热已而厥者，邪气自表而之里也。乃厥未已，而热之日，又多于厥之日，则邪复转而之表矣，故病当愈，其热则除。乃四日至七日而不除者，其热必侵及营中而便脓血，所谓热气有余，必发痈脓也。厥已而热者，阳气复而阴邪退也。乃热未已而复厥，而厥又多于热之日，则其病为进。所以然者，寒多热少，阳气不振，则阴邪复胜也。要之热已而厥者，传经之证，虑其阳邪递深也；厥已而热者，直中之证，虑其阳气不振也。故传经之厥热，以邪气之出入言，直中之厥热，以阴阳之胜复言，病证则同，而其故有不同如此。学者能辨乎此，则庶几矣。

伤寒先厥，后发热而利者，必自止，见厥复利。

伤寒先厥者，阴先受邪也，后热者，邪从阴而出阳也。阴受邪而利，及邪出而之阳，故利必自止。设复厥，则邪还入而之阴，故必复利。盖邪气在阳则生热，在阴则为厥与利，自然之道也。

伤寒始发热六日，厥反九日而利。凡厥利者，当不能食，今反能食者，恐为除中。食以索饼❶，不发热者，知胃气尚在，必愈，恐暴热来出而复去也。后三日脉之，其热续在者，期至旦日夜半愈。所以然者，本发热六日，厥反九日，复发热三日，并前六日，亦为九日，与厥相应，故期至旦日夜半愈。后三日脉之，而脉数，其热不罢者，此为热气有余，必发痈脓也。

伤寒始发热六日，厥反九日而又下利者，邪气从阳之阴，而盛于阴也。阴盛则当不能食，而反能食者，恐为除中。中者，胃中之阳气也，除去而尽之也，言胃气为邪气所迫，尽情发露，不留余蕴也。不发热，不字当作若，谓试以索饼食之，若果胃气无余，必不能蒸郁成热，今反热者，知胃气尚在，非除中之谓矣。而又恐暴热暂来而复去，仍是胃阳发露之凶征也。后三日脉之，而其热仍在，则其能食者，乃为胃阳复振无疑，故期至旦日夜半，其病当愈。所以然者，本发热六日，厥反九日，热少厥多，

❶ 索饼：即面条。清·俞正燮《癸巳存稿》："索饼，乃今面条之专名。"

其病当进，兹复发热三日，并前六日，亦为九日，适与厥日相应，故知其旦日夜半，其病当愈。旦日，犹明日也。然厥与热者，阴阳胜负之机，不可偏也。偏于厥，则阴胜而碍阳矣；偏于热，则阳胜而碍阴矣。后三日脉之，而脉反加数，热复不止，则阳气偏胜，必致伤及营血，而发为痈脓也。

伤寒先厥后发热，下利必自止，而反汗出，咽中痛者，其喉为痹。发热无汗，而利必自止。若不止，必便脓血。便脓血者，其喉不痹。

伤寒之邪，见于阳者，不必见于阴，见于下者，不必见于上。厥已而热，下利自止者，阴邪转而之阳也。设得汗出，其邪必解，而咽中痛者，未尽之热，厥而上行也，故其喉为痹。发热无汗者，邪气郁而在阳也，虽下利，法当自止，而反不止者，以无汗出，热仍从里行也，故必便脓血。便脓血者，其喉不痹，邪在下者，则不复在上也。

伤寒热少厥微，指头寒，默默不欲食，烦躁数日，小便利，色白者，此热除也，欲得食，其病为愈。若厥而呕，胸胁烦满者，其后必便血。

热少厥微，指头寒，邪气自微也。默默不欲食，烦躁，邪欲传里也。里受邪而热，则其小便必不利，虽利其色必不白。至数日，小便利色白，知其热已除也。本默默不欲食，忽欲得食，知其胃已和也。热除胃和，其病则愈。而厥阴之脉，挟胃上膈布胁肋，若其邪不解，淫溢厥阴之位，则为厥而呕，为胸胁烦满也。凡病上行极者，必下行主血，而病为热，血为热迫，注泄于下，则其后必便血也。

凡厥者，阴阳气不相顺接，便为厥。厥者，手足逆冷是也。

按经脉，足之三阴三阳，相接于足十指，手之三阴三阳，相接于手十指，故阴之与阳，常相顺接者也。若阳邪内入，阴不能与之相接，而反出于外，则厥；阴邪外盛，阳不能与之相接，而反伏于中，亦厥。是二者，虽有阴阳之分，其为手足逆冷一也。

厥阴生死微甚之辨十五条

厥阴中风，脉微浮，为欲愈；不浮，为未愈。

此厥阴经自受风邪之证。脉浮为邪气少，浮为病在经，经病而邪少，故为欲愈。或始先脉不微浮，继乃转而为浮者，为自阴之阳之候，亦为欲愈，所谓阴病得阳脉者生是也。然必兼有发热微汗等候，仲景不言者，以脉该证也。若不浮，则邪著阴中，漫无出路，其愈正未可期，故曰不浮为未愈。

伤寒下利，日十余行，脉反实者，死。

伤寒下利，至日十余行，邪既未尽，而正已大惫矣。其脉当微或弱，而反实者，是邪气有余，所谓病胜脏也，故死。

下利脉沉弦者，下重也；脉大者，为未止；脉微弱数者，为欲自止，虽发热不死。

沉为里为下，弦为阴，下利，脉沉弦者，阴邪在里而盛于下，故下重也。脉大者，邪气盛，经曰：大则病进，故为未止。脉微弱，为邪气微，数为阳气复，阴寒下利，阳复而邪微，则为欲愈之候，虽复发热，亦是阳气内充所致，不得比于下利发热者，死之例也。

下利有微热而渴，脉弱者，令自愈。

下利脉数，有微热，汗出，令自愈。设复紧，为未解。

此二条亦为阴邪下注者设。微热而渴，与脉数有微热汗出，并阳气内充之象，而脉弱，又阴气衰退之征，故令自愈。夫脉弱者，脉紧去而转弱也，设复紧，则阴邪仍盛，其病岂能遽已耶。

下利，脉数而渴者，令自愈。设不差，必圊脓血，以有热故也。

此亦阴邪下利，而阳气已复之证。脉数而渴，与下利有微热而渴同意。然脉不弱而数，则阳之复者已过，阴寒虽解，热气旋增，将更伤阴而圊脓血也。

发热而厥，七日，下利者，为难治。

发热而厥者，身发热而手足厥，病属阳而里适虚也。至七日，正渐复而邪欲退，则当厥先已而热后除，乃厥热如故，而反加下利，是正不复而里益虚矣。夫病非阴寒，则不可以辛甘温其里，而内虚不足，复不可以苦寒坚其下，此其所以为难治也。

伤寒发热，下利厥逆，躁不得卧者，死。

伤寒发热，下利厥逆者，邪气从外之内，而盛于内也。至躁不得卧，则阳气有立亡之象，故死。此传经之邪，阴气先竭，而阳气后绝者也。

伤寒发热，下利至甚，厥不止者，死。

发热甚，下利厥逆，证与上同。而下利至甚，则阴欲亡，厥逆不止，则阳亦伤，虽不躁，犹死也。此亦传经之邪，阴先竭而阳后绝者也。

伤寒六七日，不利，便发热而利，其人汗出不止者死，有阴无阳故也。

寒伤于阴，至六七日发热者，阳复而阴解，虽下利，犹当自止，所谓伤寒先厥后发热而利者，必自止也。乃伤寒六七日，本不下利，而忽热与利俱见，此非阳复而热也，阴内盛而阳外亡也。若其人汗出不止，则不特不能内守，亦并无为外护矣，是谓有阴无阳，其死必矣。

下利，手足厥冷，无脉者，灸之不温，若脉不还，反微喘者，死。

阴寒下利，而至厥冷无脉，阳气将竭而死矣。灸之所以通既绝之阳，乃厥不回，脉不还而反微喘，残阳上奔，大气下脱，故死。

下利后，脉绝，手足厥冷，日卒时脉还，手足温者生，脉不还者死。

晬时，周时也。下利后脉绝，手足厥冷者，阴先竭而阳后绝也。是当俟其日卒时，经气一周，其脉当还，其手足当温。若脉不还，其手足亦必不温而死矣。

伤寒六七日，脉微，手足厥冷，烦躁，灸厥阴，厥不还者，死。

伤寒六七日，阳气当复，阴邪当解之时，乃脉不浮而微，手足不烦而厥冷，是阴气反进，而阳气反退也。烦躁者，阳与阴争，而阳不能胜之也。灸厥阴，所以散阴邪而复阳气，阳复则厥自还。设不还，则阳有绝而死耳。是故传经之邪至厥阴者，阴气不绝则不死，直中之邪入厥阴者，阳气不复则不生也。

伤寒脉迟，六七日，而反与黄芩汤彻其热，脉迟为寒，今与黄芩汤，复除其热，腹中应冷，当不能食，今反能食，此名除中，必死。

脉数为热，脉迟为寒，诊家之大要也。热者清之，寒者温之，医家之大法也。乃伤寒脉迟，至六七日而不变，其为寒无疑矣。而反与黄芩汤复除其热，是以寒益寒也。于是阳气消亡，阴寒独胜，法当腹中冷而不能食，今反能食者，非胃气盛也，胃中之阳，发露无余，譬之贫儿夸富，整诸所有而暴之于外，虽炫耀目前，然其尽可立而待也，故直断之曰，此名除中，必死。

厥阴病，欲解时，从寅至卯上。

厥阴属风木之脏，寅卯为木王之时，脏气胜而邪气解，亦如三阳及太少二阴之例也。

厥阴清法五条

厥阴病，渴欲饮水者，少少与之愈。

厥阴之病，本自消渴，虽得水，未必即愈，此云渴欲饮水，少少与之愈者，必厥阴热邪，还返阳明之候也。热还阳明，津液暴竭，求救于水，少少与之，胃气则和，其病乃愈。若系厥阴，则热足以消水，而水岂能消其热哉！

下利，欲饮水者，以有热故也，白头翁汤主之。

伤寒自汗不渴者，为脏有寒，太阴自受寒邪也。下利欲饮水者，以里有热，传经之邪，厥阴受之也。白头翁汤，除热坚下，中有秦皮，色青味苦，气凉性涩，能入厥阴，清热去湿而止利也。

白头翁汤方

白头翁二两　黄连　黄柏　秦皮各三两

上四味，以水七升，煮取二升，去滓，温服一升。不愈，更服一升。

热利下重者，白头翁汤主之。

伤寒热邪入里，因而作利者，谓热利下重，即后重，热邪下注，虽利而不得出也。

白头翁，苦辛除邪气；黄连、黄柏、秦皮，苦以坚之，寒以清之，涩以收之也。

下利后更烦，按之心下濡者，为虚烦也，宜栀子豉汤。

下利后更烦者，热邪不从下减而复上动也。按之心下濡，则中无阻滞可知，故曰虚烦。香豉、栀子，能彻热而除烦，得吐热从上出而愈，因其高而越之之意也。

伤寒六七日，大下后，寸脉沉而迟，手足厥逆，下部脉不至，咽喉不利，吐脓血，泄利不止者，为难治，麻黄升麻汤主之。

伤寒六七日，寒已变热而未实也，乃大下之，阴气遂虚，阳气乃陷。阳气陷，故寸脉沉而迟，阴气虚，故下部脉不至，阴阳并伤，不相顺接，则手足厥逆，而阳邪之内入者，方上淫而下溢，为咽喉不利，为吐脓血，为泄利不止，是阴阳上下并受其病，而虚实冷热亦复混淆不清矣。是以欲治其阴，必伤其阳，欲补其虚，必碍其实，故曰此为难治。麻黄升麻汤，合补泻寒热为剂，使相助而不相悖，庶几各行其事，而并呈其效。方用麻黄、升麻，所以引阳气发阳邪也，而得当归、知母、葳蕤、天冬之润，则肺气已滋，而不蒙其发越之害矣；桂枝、干姜，所以通脉止厥也，而得黄芩、石膏之寒，则中气已和，而不被其燥热之烈矣；其芍药、甘草、茯苓、白术，则不特止其泄利，抑以安中益气，以为通上下和阴阳之用耳。

麻黄升麻汤方

麻黄二两半，去节　升麻各一两一分　知母　黄芩　葳蕤各十八铢　石膏绵裹，碎　白术　干姜　白芍　天冬去心　桂枝　茯苓　甘草炙，各六铢

上十四味，以水一斗，先煮麻黄一二沸，去上沫，内诸药，煮取三升，去滓，分温三服。相去如炊三斗米饭顷，令尽汗出愈。

厥阴温法十条

伤寒脉微而厥，至七八日，肤冷，其人躁无暂安时者，此为脏厥，非蛔厥也。蛔厥者，其人当吐蛔。今病者静而复时烦，此为脏寒，蛔上入膈，故烦，须臾复止，得食而呕，又烦者，蛔闻食臭出，其人当自吐蛔。蛔厥者，乌梅丸主之，又主久痢。

伤寒脉微而厥，寒邪中于阴也。至七八日，身不热而肤冷，则其寒邪未变可知。乃其人躁无暂安时者，此为脏厥发躁，阳气欲绝，非为蛔厥也。蛔厥者，蛔动而厥，其人亦躁，但蛔静则躁亦自止，蛔动则时复自烦，非若脏寒之躁无有暂安时也。然蛔之所以时动而时静者，何也？蛔性喜温，脏寒则蛔不安而上膈，蛔喜得食，脏虚则蛔复上而求食，甚则呕吐，涎液从口中出。按：古云：蛔得甘则动，得苦则安。又曰：蛔闻酸则静，得辛热则止。故以乌梅之酸，连、柏之苦，姜、辛、归、附、椒、桂之辛，以安蛔温脏而止其厥逆。加人参者，以蛔动中虚，故以之安中而止吐，且以御冷热诸药之悍耳。

乌梅丸方

乌梅三百个　黄连一斤　干姜十两　细辛　附子炮　桂枝

人参 黄柏各六两 当归蜀椒各四两

上十味，异捣筛，合治之，以苦酒渍乌梅一宿，去核蒸之，五升米下，饭熟捣成泥，和药令相得，内臼中，与蜜杵二千下，丸如桐子大，先食饮服十丸，日三服。稍加至二十丸。禁生冷、滑物、臭食等。

干呕吐涎沫，头痛者，吴茱萸汤主之。

干呕吐涎沫者，厥阴寒邪上攻阳明也。头痛者，厥阴之脉上出额，与督脉会于巅，寒气随经上入于头，故痛也。然头者，诸阳之会，以阴邪而得干之，其阳不振甚矣。故以吴茱萸辛热，入厥阴散寒邪为君，生姜辛温，和胃止呕吐为臣，人参、大枣甘温，助正气养阳气为佐也。

手足厥寒，脉细欲绝者，当归四逆汤主之。若其人内有久寒者，宜当归四逆加吴茱萸生姜汤主之。

手足厥寒，脉微欲绝者，阳之虚也，宜四逆辈；脉细欲绝者，血虚不能温于四末，并不能荣于脉中也。夫脉为血之腑，而阳为阴之先，故欲续其脉，必益其血，欲益其血，必温其经。方用当归、芍药之润以滋之，甘草、大枣之甘以养之，桂枝、细辛之温以行之，而尤藉通草之入经通脉，以续其绝而止其厥。若其人内有久寒者，必加吴茱萸、生姜之辛以散之，而尤藉清酒之濡经浃[1]脉，以散其久伏之寒也。

当归四逆汤方

当归三两 桂枝三两 芍药三两 细辛二两 通草二两 甘草二两，炙 大枣二十枚

上七味，以水八升，煮取三升，去滓。温服一升，日三服。

当归四逆加吴茱萸生姜汤方

当归二两 桂枝三两 白芍三两 细辛三两 甘草二两，炙 通草二两 大枣十二枚 吴茱萸二升 生姜半斤，切

上九味，以水六升，清酒六升，和煮取五升，去滓，温分五

[1] 浃：湿透。

服。一方水、酒各四升。

大汗出，热不去，内拘急，四肢疼，又下利厥逆而恶寒者，四逆汤主之。

此过汗伤阳，病本热而变为寒之证。大汗出，热不去者，邪气不从汗解，而阳气反从汗亡也。阳气外亡，则寒冷内生，内冷则脉拘急而不舒也。四肢者，诸阳之本，阳虚不足，不能实气于四肢，则为之疼痛也。甚至下利厥逆而恶寒，则不特无与内守，亦并不为外护矣。故必以四逆汤救阳驱阴为主。余谓传经之热，久亦成阴者，此类是也。

大汗，若大下利，而厥逆者，四逆汤主之。

此亦阳病误治而变阴寒之证。成氏所谓大汗，若大下利，表里虽殊，其亡津液损阳气一也。阳虚阴胜，则生厥逆，虽无里急下利等证，亦必以救阳驱阴为急，《易》曰：履霜坚冰至。阴盛之戒，不可不凛❶也。

伤寒脉促，手足厥逆者，可灸之。

脉阳盛则促，阴盛则结，手足厥逆而脉促者，非阳之虚，乃阳之郁而不通也，灸之所以引阳外出。若厥而脉微者，则必更以四逆汤温之，岂特灸之哉。

呕而脉弱，小便复利，身有微热，见厥者，难治，四逆汤主之。

脉弱便利而厥，为内虚且寒之候，则呕非火邪，乃是阴气之上逆，热非寒邪，乃是阳气之外越矣，故以四逆汤救阳驱阴为主。然阴方上冲而阳且外越，其离决之势，有未可即为顺接者，故曰难治。或曰：呕与身热为邪实，厥利脉弱为正虚，虚实互见，故曰难治，四逆汤，舍其标而治其本也，亦通。

下利清谷，里寒外热，汗出而厥者，通脉四逆汤主之。

挟热下利者，伤在太阴之阴；中寒清谷者，伤在少阴之阳；

❶ 凛：通“懔”。懔栗；敬畏。苏轼《后赤壁赋》：“予亦悄然而悲，肃然而恐，凛乎其不可留也。”

里寒外热，汗出而厥，为阴内盛而阳外越之象，故于四逆加干姜一倍，以温里而胜寒邪。曰通脉者，盖欲使阳气内行，而厥与利俱止耳。

伤寒厥而心下悸者，宜先治水，当服茯苓甘草汤，却治其厥。不尔，水渍入胃，必作利也。

伤寒寒胜则厥，心下有水则悸，厥而心下悸者，寒中于阴而水聚于心下也。是宜以茯苓甘草汤，先治其水，水去，然后治厥，如伤寒二三日，心中悸而烦者，先服建中汤之意也。建中者，建立中气，恐其中虚而邪易入，邪入则烦不止矣。茯苓甘草汤，甘淡利水益中气，恐其水渍入胃而作利，利作则厥不回矣。仲景治病，每以正气为虑如此。

伤寒本自寒下，医复吐下之，寒格，更逆吐下，若食入口即吐，干姜黄连黄芩人参汤主之。

伤寒本自寒下，盖即太阴腹满自利之证，医不知而复吐下之，里气遂虚，阴寒益甚，胃中之阳被格而上逆，脾中之阴被抑而下注，得不倍增吐下乎！至食入口即吐，则逆之甚矣。若以寒治逆，则寒下转增，或仅投温剂，则必格拒而不入，故以连、芩之苦，以通寒格，参、姜之温，以复正气而逐阴邪也。

干姜黄连黄芩人参汤方

干姜三两　**黄连**三两　**黄芩**三两　**人参**三两

上四味，以水六升，煮取二升，去滓，分温再服。

厥阴病禁二条

伤寒五六日，不结胸，腹濡，脉虚，复厥者，不可下，此为亡血，下之死。

伤寒五六日，邪气传里，在上则为结胸，在下则为腹满而实。若不结胸，腹濡，而脉复虚，则表里上下，都无结聚，其邪为已解矣。解则其人不当复厥，而反厥者，非阳热深入也，乃血不足而荣于四末也。是宜补而不可下，下之是虚其虚也，《玉函》云：虚者重泻，其气乃绝，故死。

诸四逆厥者，不可下之。虚家亦然。

按成氏曰：四逆，四肢不温也；厥者，手足冷也。然本篇云：厥者，手足逆冷是也。又云：伤寒脉促，手足厥逆者，可灸之。其他凡言厥逆之处不一，则四逆与厥，本无分别，特其病有阴阳之异耳。此条盖言阴寒厥逆，法当温散温养之，故云不可下之，前条云，厥应下之者，则言邪热内陷之厥逆也，学者辨之。虚家，体虚不足之人也，虽非四逆与厥，亦不可下之，经云：毋实实，毋虚虚，而遗人夭殃。此之谓也。

简误九条

呕家有痈脓者，不可治呕，脓尽自愈。

痈脓者，伤寒热聚于胃口而不行，则生肿痈，而脓从呕出，痈不已则呕不止，是因痈脓而呕，故不可概以止呕之药治之，脓尽痈已，则呕自止。此胃痈杂病，当隶阳明，不当入厥阴也。以下九条，均非厥阴本病，叔和不察，误编“厥阴篇”中，兹特检出，另列简误。其他厥阴进退，及下利呕逆等证，亦有不必定属厥阴者，叔和以为不便清晰，故总隶厥阴，而实为三阴并有之证，兹仍其旧，学者当以意会之。

伤寒大吐大下之，极虚，复极汗出者，以其人外气怫郁，复与之水，以发其汗，因得哕，所以然者，胃中寒冷故也。

伤寒大吐大下之，既损其上，复伤其下，为极虚矣。纵有外气怫郁不解，亦必先固其里，而后疏其表。乃复饮水以发其汗，遂极汗出，胃气重虚，水冷复加，冷虚相搏，则必作哕。哕，呃逆也。此阳病误治而变为寒冷者，非厥阴本病也。

病人手足厥冷，脉乍紧者，邪结在胸中，心下满而烦，饥不能食者，病在胸中，当吐之，宜瓜蒂散。

脉紧为实，乍紧者，胸中之邪，能结而不能实也。夫胸中，阳也，阳实气于四肢，邪结胸中，其阳不布，则手足无气而厥冷也。而胃居心下，心处胸间，为烦满，为饥而不能食，皆邪结胸中，逼处不安之故，经云：其高者，引而越之。胸邪最高，故当吐之。瓜蒂苦而上涌，能吐胸中结伏之邪也。此证不必定属阴经，即阳病亦有之也。

伤寒哕而腹满，视其前后，知何部不利，利之愈。

哕而腹满者，病在下而气溢于上也，与病人欲吐不可下之者不同。彼为上行极而欲下，此为下行极而复上也。经曰：在下者，引而竭之。故当视其前后二阴，知何部不利而利之，则病从下出而气不上逆，腹满与哕俱去矣。此热入太阴而上攻阳明之证，与厥阴无涉也。

呕而发热者，小柴胡汤主之。

此邪在少阳之经，非厥阴本病也，故以小柴胡汤和解少阳之邪，邪解则呕与热俱止。或厥阴病而外连少阳者，亦有之。然亦必以小柴胡先解少阳为急，所谓病自内之外而盛于外者，先解其外，而后治其内也。

下利谵语者，有燥屎也，宜小承气汤。

谵语者，胃实之征，下利得此，为有燥屎，所谓利者不利是也。与小承气汤，下其燥屎，屎去脏通，下利自止。经云：通因通用。此之谓也。《金匮》治下利，按之心下坚者，与大承气汤，与此同意，所当互考。此太阴转入阳明之证，与厥阴无涉也。

下利清谷，不可攻表，汗出必胀满。

清，与圊同，即完谷也，乃阳不运而谷不腐也。是当温养中土，不可攻表出汗，汗出则阳益虚，阳虚则气不化，故必胀满。此寒中太阴之证，非厥阴病也。

少阴负趺阳者，为顺也。

少阴，肾脉也；趺阳，胃脉也；下利为土负水胜之病。少阴负趺阳者，水负而土胜也，故曰顺。此条当为太阴下利而设，亦与厥阴无涉也。

伤寒脉滑而厥者，里有热也，白虎汤主之。

伤寒脉微而厥者，阴邪所中，寒在里也；脉滑而厥者，阳邪所伤，热在里也。阳热在里，阴气被格，阳反在内，阴反在外，设身热不除，则其厥不已，故主白虎汤，以清里而除热也。此阳明热极发厥之证，误编入厥阴者也。

差后诸病七条

伤寒阴阳易之为病，其人身体重，少气，少腹里急，或引阴中拘挛，热上冲胸，头重不欲举，眼中生花，膝胫拘急者，烧裈散主之。

阴阳易者，男子大病新差，尚有余热，妇人与之交而得病，名曰阳易；或妇人大病新差，余热未尽，男子与之交而得病者，名曰阴易，以阴阳相感，精气交通，热气从之而传易也。其人身体重少气者，劳伤真气，而热胜之也。少腹里急，或引阴中拘挛，及膝胫拘急者，精虚热入，而脉道不通也。热上冲胸，头重不欲举，眼中生花，则热气重蒸，而且上淆清阳矣。裈裆得阴浊最多，以类相入，导其热气，俾从阴而入者，仍从阴而出也。

烧裈散方

上取妇人中裈近隐处，剪烧灰，以水和服方寸匕，日三服，小便即利，阴头微肿则愈。妇人病，取男子裈裆烧灰服。

大病差后劳复者，枳实栀子豉汤主之。若有宿食者，加大黄如博棋子大五六枚。

大病新差，血气未复，余热未尽，而强力作劳，因复发热者，名曰劳复。为其余热之气，因劳而外浮也。枳实、栀子，所以下热，豆豉，所以散热。盖亦表里之剂，而气味轻薄，适宜于病后复发之体耳。若有宿食者，名曰食复，《内经》所谓食肉则复，多食则遗也。故于枳实栀子豉汤中，少加大黄，以逐其宿食。

枳实栀子豉汤方

枳实三枚，炙　栀子十四枚，擘　香豉一升，绵裹

上三味，以清浆水七升，空煮取四升，内枳实、栀子，煮取二升，下豉，更煮五六沸，去滓，温分再服，覆令微似汗。

伤寒差已后，更发热者，小柴胡汤主之。脉浮者，以汗解之；脉沉实者，以下解之。

伤寒差已后，更发热者，不因作劳，亦未过食，而未尽之热，自从内而达于外也，故与小柴胡汤，因其势而解之。且人参、甘、枣，可以益病后之虚，黄芩、半夏，可以和未平之里也。脉浮者，邪气连表，汗之使之外解。脉沉实者，邪气居里，下之使从里解，亦因其势而利导之耳。

大病差后，从腰以下有水气者，牡蛎泽泻散主之。

大病新差，而腰以下肿满者，此必病中饮水过多，热邪虽解，水气不行，浸渍于下，而肌肉肿满也。是当以急逐水邪为法，牡蛎泽泻散，咸降之力居多，饮服方寸匕，不用汤药者，急药缓用，且不使助水气也。若骤用补脾之法，恐脾气转滞而水气转盛，宁不泛滥为患。

牡蛎泽泻散方

牡蛎熬　泽泻　栝楼根　葶苈熬　商陆根　蜀漆洗去腥　海藻洗去咸，各等分

上七味，异捣下筛为散，更入臼中杵之，白饮和服方寸匕。小便利，止后服。

大病差后，喜唾，久不了了者，胃上有寒，当以丸药温之，宜理中丸。

大病差后，胃阴虚者，津液不生，则口干欲饮；胃阳弱者，津液不摄，则口不渴而喜唾。至久之而尚不了了，则必以补益其虚，以温益其阳矣。曰胃上有寒者，非必有客气也，虚则自生寒耳。理中丸，补虚温中之良剂，不用汤者，不欲以水气资吐也。

伤寒解后，虚羸少气，气逆吐者，竹叶石膏汤主之。

大邪虽解，元气未复，余邪未尽，气不足则因而生痰，热不除则因而上逆，是以虚羸少食，而气逆欲吐也。竹叶石膏汤，乃白虎汤之变法，以其少气，故加参、麦之甘以益气，以其气逆有饮，故用半夏之辛，以下气蠲饮，且去知母之咸寒，加竹叶之甘凉，尤于胃虚有热者，为有当耳。

竹叶石膏汤方

竹叶二把　石膏一斤　人参三两　粳米半斤　半夏半升，洗　甘草二两，炙　麦冬一升，去心

上七味，以水一斗，煮取六升，去滓，内粳米，煮米熟汤成，去米，温服一升，日三服。

病人脉已解，而日暮微烦，以病新差，人强与谷，脾胃气尚弱，不能消谷，故令微烦，损谷则愈。

脉已解者，病邪解而脉已和也。微烦，微热也，解则不当复烦，而日暮微烦者，以病新差，不当与谷而强与之，胃虚谷实，不能胜之，则发烦热也。损谷则愈者，谓不可以药治之，但损其谷食，则胃自和耳。